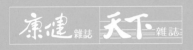

RETURN
TO THE
POINT
ECMO
重返生死線

葉克膜現場的30堂修練

曹乃文——著

李宜蓁 採訪撰文

20 世紀中，心臟外科手術問世，打破了「心臟不能碰，一碰就會死」的迷思；

ECMO 的誕生，則是進一步改寫了生死的定義！

目錄

1

昂貴的嗜血怪物

2

與死神同行

目錄

6 向上帝借時間

推薦序————

周岳廷

國立臺北護理健康管理大學助理教授
中華民國體外循環技術學會常務監事

葉克膜團隊的幕後功臣

「千里馬易尋，伯樂難覓」我認識曹教授超過 20 年了，我們都來自台北榮總心臟血管外科的開心手術團隊，當時我是心外科手術中負責管理及操作體外循環的體外循環師。曹教授是一位在醫學學識與技術上都非常優秀的外科醫師，我經常向他討教個案醫療處置上的問題，我擔任體循技術學會理事長時，經常邀請他演講；多年前他到北醫任職，也邀請我協助建立體外循環團隊，彼此的合作一直都非常愉快、互相幫忙。

非官方支持的體循師培育

台灣 ECMO 醫學教育分成醫師和非醫師的專業人員兩部份。目前除了臺大有專門的 ECMO 團隊外，其餘 80 多家醫學中心及醫院，都由體外循環師負責 ECMO 業務，在臨床上擔任協調者的角色。而體循師的培訓均由我擔任常務監事的中華民國體外循環技術

學會負責培訓,包含 ECMO 基礎教育及進階教育,循序漸進教授包括生病理知識、適應症及禁忌症、管道裝置預充相關知識、協助插管相關知識、臨床管理相關知識及操作、機器管理相關知識和 ECMO 相關新知等。台灣目前沒有 ECMO 的中文書、教育訓練教材都來自國外 ECMO 組織 ELSO 所發行的教科書,ECMO 在非醫師的專業人員養成教育上,最缺少的是整體性的概念培訓。期望本書的問世,讓政府重視這項專業,並能發予這群高度專業人員體外循環專業執照。

圖文並茂的直球剖析

面對生命大家必須要更謙卑,若你所處的醫院 ECMO 中心的成功存活率優於目前全世界 ECMO 組織 ELSO 的大數據庫統計資料,值得讚賞,但你必須深思是否是病例過少或過度的選擇病患才造成高存活率?若你所處的醫院 ECMO 中心的成功存活率低於目前全世界 ECMO 組織 ELSO 的大數據庫統計資料,莫灰心,有可能貴中心碰到都是非常複雜及困難的病例。本書圖文並茂,由淺入深的剖析 ECMO,閱讀後的收穫是能少走非常多的彎路,挽救更多的病患,醫學太多是用有限的已知去治療太多未知的疾病,因此多數人只能成為有名的「醫匠」,而非像曹教授這樣盡力照顧病人、追求更精進的醫學技術,並致力傳授醫學知識的「醫生」,值得敬佩。

亦狂亦俠的醫界同行

周迺寬

臺大醫院外科加護病房主任
台灣體外維生系統學會理事長

身為台灣體外維生系統 ECMO 學會第一屆理事長，我對曹教授乃文兄新書的發表，抱以高度的期待。

曹教授經歷陽明大學醫學系、台北榮民總醫院心臟外科的扎實訓練，以及桃園榮民醫院臨床的傑出表現，後於台北醫學大學附設醫院打造優秀的 ECMO 團隊，成就傲人，堪稱海內外華人世界 ECMO 的先行者之一。

書中除了對 ECMO 的原理、應用有詳盡介紹，更難得的是分享了醫療團隊的經營與管理心法。針對醫療倫理、生死抉擇面向的種種考量，曹教授也有精闢獨到的見解，值得深思。我們曾在不同場合對於 ECMO 的學理、法理、倫理做過多面向討論。相信本書的面世，亦能促進台灣醫療教育對於生命價值有更深廣的探索。

時值 COVID-19 病毒侵擾地球之際的 2020 年，曹教授的新書正足以為華人在全球醫療體系的努力奉獻，做了最佳注解。

急重症醫師必備，大眾也能讀

哈多吉

台灣急救加護醫學會祕書長
輔大醫院醫務祕書

曹乃文醫師是我在北醫附醫加護病房工作時非常欽佩的一位醫師，認真敢衝，24 小時全天候為病患打拚。常常我在值班時半夜打電話給他，二話不說，10 分鐘以後他就出現在加護病房處理危急病患。

他近年來鑽研 ECMO 技術，從鬼門關前搶回很多急重症病患。當時他帶領北醫心臟外科與急重症團隊的合作成績與臺大醫院相似，他也有很多研究成果為 ECMO 的國際大師所引用。近年來，我們發現 ECMO 的教育訓練仍嫌不足，且專業書籍難懂難讀。這次曹主任的大作能兼具臨床教學性，也讓大眾能一窺 ECMO 的應用，對台灣來說，實在是一種創舉。

ECMO 是目前急重症照護的最後一線工具。該用不該用、用在何種病患，有時對臨床醫師來講也是一種天人交戰。就如最近國標女

王使用最後一線的「葉醫師」後情況不如預期，如何與家屬說明，讓病患及家屬都平安放手，也成為臨床醫師最痛苦的抉擇。在本書中，曹主任依據多年的臨床經驗，以其優美文筆，為各位介紹心臟外科醫師如何為病患打拚的辛苦歷程。這本書實在是急重症醫師必備的救命專書，也是讓家屬了解「葉醫師」的唯一專書。

推薦序————

這不只是一本富含人性的教科書

陳益祥　臺大醫院心血管中心主任

我認識曹醫師非常多年了，他個性豪爽、坦率直白，有時看似大而化之，但面對醫療工作，在很多地方卻顯得細膩有情。在我看來，他是第一個很正式地把專業納入所謂人性的思考中。

ECMO（葉克膜）起於 1970 年代，當時在醫界屬於冷門領域，也就是可有可無；1994 年引入台灣，醫界仍是普遍不看好，我跟曹醫師算是最早投入這領域、且持續在第一線工作，我們看到許多患者因為裝上 ECMO 而有機會重獲生命，令人欣慰。為了能更精益求精，曹醫師總是費盡心思進行醫療創新。

患者是最好的老師

有些人從「無效醫療」的角度看待 ECMO，但如果身處第一線救援現場，往往會碰到抉擇的兩難，該使用 ECMO 救治抑或是基於「不浪費醫療資源」而放棄使

用？尤其在還沒納入健保之前，我們內心常常陷入掙扎。

大家知道，在性命危急關頭，ECMO 是最後一條退路，我們因此救了不少人，這是實情；但坦白說，也有很多人回天乏術，畢竟 ECMO 不是神，我們只能盡量從死神手中搶救一條條寶貴的性命。

患者是最好的老師，我們很多經驗都是從患者身上學到的，患者萬一不幸過世，我們同感哀傷，但仍充滿感謝，因為患者教會了我們很多事情，也促使這門重症科學有機會再往前推進。

醫療專業融入道德思考

「與死神同行」、「魔鬼藏在細節中」、「向上帝借時間」……，書中這類生動貼切的比喻，實在很有韓劇的味道，我只能欽佩曹醫師的文采。他從年輕時文筆就相當好。曹醫師在百忙中願意花力氣籌製這本書，讓一般讀者能深入了解 ECMO，減少對醫療人員處置方式的誤解，同時也能補足醫療人員無法在有限的時間內仔細對家屬解釋而造成的「專業落差」。書中也討論到有關 ECMO 的倫理爭議，這是讓我很感動的地方，曹醫師始終心心念念把道德思考放入醫療知識之中。

我衷心希望這本書可以成為醫療人員與家屬之間的橋梁，在面對是否裝 ECMO 的抉擇時，提醒醫療人員要把人性放入思考，畢竟我們面對的不是冷冰冰的機器，而是一個活生生的人，很有可能眼前這位即將過世的人，是我們的家人。

我建議所有醫學生、從事 ECMO 或重症的醫療人員都應該

看這本書。這不只是一本富含人性的教科書，更重要的是可以讓醫療人員多一些反思，更深入到家屬內心感受。我也希望一般人或家屬可以讀讀這本書，增加一些專業知識，可以更理解從事重症醫療工作者在決定要裝不裝時，內心面臨的各種考量與掙扎。

昔日熱血小曹，今日救命老曹

黃威融　跨界編輯人

在我們這群高中同學看來，曹醫師是個怪咖，從高中時期就很怪。

讀很多課外讀物的高中生

他明明是準備考第三類組的醫科班同學，可是高一時跟我們這些念社會組的「文青」鬼混，下課後一起窩在學校角落的學術社團辦公室。我們發現這個準備念自然組的傢伙，對世界各國歷史演進滾瓜爛熟，他看的文史課外讀物比我們這些社會組多很多。

每當我們討論時事議題，輕率地扯到古代哪個王朝如何如何，曹同學會嚴肅地看著你：事情不是這樣的，然後開始引經據典（跟年輕人說一下，那是沒有 Google 的年代，你知道的事都在自己的腦袋裡，不在可以連網的手機），我們剛剛的「哈拉」是多麼偏離事實。

是的，高一的曹同學就是讀了很多歷史課外讀物的「科學怪人」

（現在的說法是「跨界知青」），真的是個怪咖。明明自然組的同學都在讀科學雜誌和做實驗，他偏偏來跟社會組的我們思想交流。

用市井語言描述醫療現場的演說者

大學時期的曹同學很忙。我想大家都是這樣，大學時期誰會浪費時間跟高中時期的自然組學霸敘舊呢。出社會後，幾次同學聚會遇到在醫院實習的他，發現他有一種特殊的本事，就是用市井生活的語言描述生死瞬間的醫療現場。

他的實習過程好像是學術版本的社會醫療新聞：發生意外的人送到急診室，因為怎樣所以這樣，於是搶救；門診時遇到平民百姓，不知道自己應該立刻住院之類的……每次只要有曹同學在的場子，他一定會成為大家豎起耳朵專心聆聽的迷人講者。

是的，變成曹醫師的曹同學，真的是個口才很好的怪咖，他的言談非常有料，應該不是刻意練習的。不是每個念醫學系的同學都能言善道（請不要追問我是幾班的誰誰誰），從我高中時期認識他的時候，他就是這樣。

專精研究，看了一堆圖表與學術報告

出社會好多年，曹同學待過幾個不同的單位，聽他描述起來，不同的醫院就是不同的江湖，與其說哪個江湖最好，不如說要找到適合自己生存的江湖。從我身在的媒體專業來看，待過比較多公司的人，通常是比較有本事的狠角色；一直待在大單位的人，通常是群性高於個性的合群者。我對醫學單位的工作環境不

熟，不能也不適合對他的狀況下判斷。

　　曹醫師在北醫工作的某天，突然打電話給我，說要參加學術研討會，需要繪製人體器官插圖的好手幫忙。他說醫院有固定配合的工作者，但是他的資料有點多，時間有點趕，想請在雜誌出版圈工作多年的我幫忙介紹好手。

　　我找了一個擁有資深插畫功力的好友跟曹醫師洽談，我也在場。平常老友見面多半是在餐館聚餐聊天，但那回我被曹醫師的專業本事嚇到了。原來他跟我們私下「哈拉」的醫療故事，都是他看了一大堆國外醫學報告和現場實戰的超級濃縮版，在他專業的領域，他可以用一大堆專業圖表和外文學術報告，描述一個案例，只是為了一張學術研討會上百張簡報裡面的幾張圖，把我那位插畫朋友整得有點慘。

　　如今，昔日熱血小曹、今日救命老曹要出書了。 我們大約知道這些年他跟「葉克膜」很熟，可能是台灣地區跟「葉克膜」最熟的醫學夥伴，在第一現場參與了「葉克膜」在台灣的重要發展。這幾年更受邀前往中國知名醫院駐點傳授他的武功秘笈。某次回台敘舊，他有感而發地說，該把我這身本事記錄下來，讓更多的年輕人學學。

　　身為高中老同學的我們，完全不意外，這不就是熱學曹同學該做的事嗎？你讀了這麼多一般人看不懂的醫學報告，還具有讓一般民眾秒懂的表達能力，這樣的醫學著作，不，應該說是「曹醫師的職場心得和人生隨筆」，絕對精采可期。我迫不及待地想多買幾本，送給身邊那些去看門診聽不懂醫生講話的文青好友了。

偶然的旅程，必然的修練

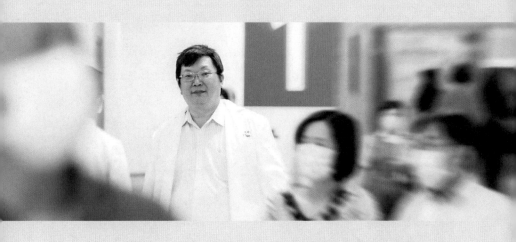

　　1997 年我在台北榮總心臟外科當住院醫師，初識體外膜
氧合（Extra-corporeal Membrane Oxygenation），也就是
ECMO。由於其簡稱的發音，大眾俗稱「葉克膜」。

　　當時的 ECMO 機器，多被用來為開心手術後無法下手術台
的病例「救場」。臨床案例有限、經驗不足，自然成果不佳。年
輕的我，只覺得這是一台「送行用機器」，本無心從事於此，生
涯巧合，卻與其結下不解之緣，迄今已二十餘年。

雖曰巧合，其實在台灣醫療發展路途上，會從事 ECMO 治療工作，也有其必然性。台灣的心臟外科在近二十年面對的變化，一是技術擴散化，不再集中於龍頭醫院，反之多數醫院都是小型團隊，各項業務都要會，無法完全分工；二是手術量萎縮，雖然心臟外科醫師人數增加，但是近十年來發展已經跨越了巔峰，手術量逐年減少，同時內科支架技術與材料科技的長足進步，心臟患者對於接受針孔微創技術或開胸大手術，已然做出了選擇。

另一方面，重症科學快速發展，各院加護病房床位明顯成長，加上每年冬天來襲的新型病毒傳染病，ECMO 的用武之地愈來愈多。心臟外科由於掌握了體外循環與血管手術的知識技術，必然也要旁及於此。不知何時，台灣的 ECMO 病例數發展到令人驚愕的程度。我之前服務過的醫院，雖然只是 500 張病床的中型規模，每年 ECMO 治療量，竟超過了整個澳洲；中國以 14 億的人口，在 2018 年之前，ECMO 治療的絕對數量也少於台灣。

我長期服務在茲，于間當然累積了許多經驗，同時也發現了臨床上的重要問題，就是雖然 ECMO 應用的場合增多，但「富者不肯喫，貧者不解煮」；醫師有意鑽研者寡，護理嫌難者眾。日日從事卻不明其理，主要原因正是學校教育並無涉及於此。

在台灣的各大醫學院，由於學分課程的縮減，循環學課堂中，有關心臟外科的教授部分只剩下一、二節課，其中可以用來教授 ECMO 的時間不會超過 10 分鐘。因此醫科學生在畢業的時點，其實對 ECMO 所知極有限。此外，心臟外科原本的內容

就多到教不完，尤其是先天性心臟畸形矯正這部分。然而，相對於愈來愈罕見的先天性心臟畸形，台灣 ECMO 的應用在臨床場域上反而逐漸增多。與其能背出來法洛氏四疊症是哪四疊，還不如對 ECMO 多一點了解，在臨床上更能發揮所長。

　　職場上雖有再教育的機制，但是在醫療科技快速發展的今日，要學的東西太多了，能用的時間太少了，而且專業書籍厚可作枕，專業英文詰屈難讀，「以有涯隨無涯，殆已」。所以，一本以臨床實用性為出發點的科普書籍，非但可以滿足一般讀者對「葉醫師」的好奇心，應該也有助於臨床工作者理解 ECMO 的特徵。

　　未來，ECMO 會不會成為心臟外科或重症醫學的次專科？我認為不無可能。總之，所有對 ECMO 付出心力的醫師，無不希望愈來愈多人能認識它、理解它。

　　本書並非科學論文，連技術報告也談不上，夾議夾敘，主要是分享個人的些許心得，盡量用通俗易讀的行文，也希望讓一般讀者能對 ECMO 有所理解。整個寫作計劃希望對 ECMO 做全面性的描述，擬分為對心（VA）、對肺（VV）、急救（ECPR）三個部分逐次印行。這個次序也較符合 ECMO 技術在東方世界的發展次序。

　　草草之間錯漏難免，所知有限難呈大方，砂礫之中或有珠玉，高明君子不吝指教。

昂貴的嗜血怪物

ECMO 的問世無疑是醫療史上的重要大事，它是一種人工器官，能在人的身體之外扮演心和肺的角色，無需危險而創傷巨大的植入手術，在生死一線之間，讓醫師得以做更多的醫療努力，搶回生命。

1

　　　重返生死線 RETURN TO THE POINT

01

心臟是不可碰觸的神聖之地

　　心臟，自古以來被視為人類生命力的源頭，是靈魂所在、是神聖不可侵犯的器官。希臘哲人亞里斯多德（Aristotle）說：「在所有內臟中，只有心臟無法承受嚴重的損傷。」古羅馬詩人奧維德（Ovid）認為：「雖然醫神雅斯拉比斯（Aesculapius）使用神聖的草藥，他也絕對無法治癒心臟的創傷。」

　　這樣的觀念從古流傳至今，對一般人來說，這顯然是常識，但對醫師而言，面對患者對醫療的嗷嗷期待，這是個繞不開的關卡。心臟會生病，東西方的醫師試圖使用草藥、礦物、放血等方法來治療，僅止於此。17 世紀路易十四的年代，現代外科的雛型從中古時代的理髮師手中脫胎換骨，然而直到 20 世紀中葉以前，外科醫師依舊認為，心臟是一個讓他們困惑不解的器官，如同徒勞無功的薛西弗斯，心臟手術是充滿挫折的無盡挑戰。

歷史上有難以計數的心臟病患者，在外科醫師想要剖開胸腔、治療心臟創傷之前，便已死在手術台上。如果有人膽敢縫合心臟，必將落得身敗名裂。「心臟是不可碰觸的」，成為醫學行業的內規。

在中古世紀的歐洲，外科手術的操刀者不是醫師，而是理髮師，當時的技術只能處理到皮膚體表上的問題。儘管已經發明了麻醉、消毒，人體還是有很多部位是醫學無法處理，心臟就是這樣一個地方。直到 20 世紀，除了病理學家，活體心臟的內部仍是一片禁地。在醫學史中，心臟的解剖學與生理學知識開展得相當晚。

心臟碰不得卻又有致命疾病

早期的外科認定心臟碰不得，問題是心臟會生病，對醫者的挑戰始終存在。西方在 16 世紀安布魯瓦茲・帕雷（Ambroise Paré）、安德雷雅斯・維薩里（Andreas Vesalius）等大師建立病理解剖學之後，醫師開始理解，不只功能，心臟結構也會生病，並且會致人於死。心臟結構上的變異，有些是先天的畸形，也有些是後天的疾病。醫學的功能障礙，可以藉由歷史上每個時期的當代醫學典範推理描述，並且用手頭上已有的療法去嘗試治療；心臟的解剖異常，則在開心手術的科技發展出來之前，只能束手無策。

比方台灣早期有種疾病叫「風溼熱」，屬於鏈球菌感染引起的組織免疫疾病，致病原因通常是公共衛生條件不好。有些人感染風溼熱之後，所引發的風溼性心臟病曾是常見的後天性心臟病之一。風溼熱的症狀有發高燒、關節痛、咽喉發炎等等，身體因而產生對付鏈球菌的抗體。鏈球菌被殺死後，免疫系統的抗體將持續留在體內，就像我們打疫苗、病毒抗體會留在身體裡一樣的道理。

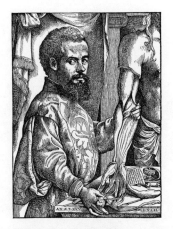

維薩里，現代解剖學的濫觴。

　　不幸的是，鏈球菌跟心臟內膜（心臟內面會接觸到血液的那一面）的表面分子特徵看來很像，身體抗體無法辨識，誤把心臟內膜當成鏈球菌，於是對心臟內膜與瓣膜持續發動攻擊。這種經年累月的抗體攻擊持續到患者四十歲左右，心臟瓣膜會逐漸硬化、鈣化，失去功能，最後可能產生鬱血性心衰竭，導致無法呼吸。在人類平均壽命還在四十多歲的年代裡，風溼性心臟病就是常見、足以致命的後天性心臟病，而雖然眾多外科醫師嘗試了許多方法去挑戰風溼性心臟病，但是在 20 世紀後半開心手術與人工瓣膜發明之前，全部努力都是徒勞。

● 體循環與肺循環

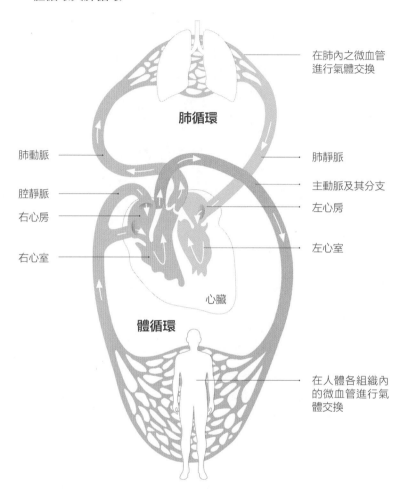

在肺內之微血管進行氣體交換

肺循環

肺動脈

肺靜脈

腔靜脈

主動脈及其分支

右心房

左心房

右心室

左心室

心臟

體循環

在人體各組織內的微血管進行氣體交換

● 血液內含氧量高，二氧化碳含量低
● 血液內含氧量低，二氧化碳含量高

右側心臟控制了阻力較小的肺循環系統。由上腔、下腔靜脈帶回右心房的缺氧血被送到右心室，右心室的收縮再將血液泵入肺動脈及其分支，然後進入肺臟（肺循環）。

肺動脈的終端形成許多微血管，直接服貼在無數的微小肺泡外圍；微血管與氣泡的薄壁可供攝取肺泡內空氣中的氧、排除血液中攜帶的二氧化碳，進行有效率的氣體交換，移動方向則與其他人體組織的體循環當中發生的氣體交換正好相反。接下來，完成氣體交換的含氧血，會經由逐漸變粗的肺靜脈送回左心房，再由左心室送入體循環的動脈系統。

由於肺動脈運送的是缺氧的靜脈血，而肺靜脈輸送的是含氧的動脈血，與體循環中動靜脈攜帶血液的含氧成分恰好相反，因此名稱很容易讓學生們混淆。

人體的兩大循環系統

人類心臟跟拳頭差不多大。在胸腔中央，有四種大血管在此進出。心臟就像兩個相連的馬達，第一個馬達是正後方的左心房與左方的左心室組成，第二個則由右前方的右心房與右下方的右心室組成。

這些房室會依照一定的節律收縮、舒張，把血液輸送出去，而且有瓣膜結構，防止血液逆流。左、右心房

會一起收縮，把血液輸送到心室，同時舒張的心室則
接受心房的充盈。接著，心室收縮將血液送至離開心
臟的血管，心房則同時舒張、接納回心的血液，準備
下一回合的收縮與舒張。

心臟兩個馬達調節兩套既分離又相連的循環系統：體
循環（又稱大循環）跟肺循環（又稱小循環）。體循
環起點落在心臟房室中最大、肌肉也最強而有力的左
心室，將含氧血以高壓輸送到主動脈。主動脈的管壁
厚、富彈性，其分支猶如一棵大樹的枝幹，一分再分，
形成愈來愈細的動脈分支，負責把氧氣和養分帶到全
身的器官和組織。最細微的分支形成微血管，在身體
細胞間穿梭。紅血球攜帶的氧，透過微血管供給臨近
的組織；二氧化碳等廢物則從組織送往微血管，再流
向靜脈送回心臟。

靜脈系統則是另一棵樹，和動脈系統交疊。小靜脈與
中型靜脈依次接受微血管回流的血液之後，再與大靜
脈匯流。由於靜脈血液流動的壓力較小，管壁因而比
動脈來得薄。肢體的靜脈之內有單向的瓣膜，以避免
血液逆流。身體最大的兩條靜脈為上腔靜脈和下腔靜
脈，分別收集來自頭部和上半身、下半身與腿部的血
液。這兩條血管在心臟右心房處相接，直徑可寬達 5
公分，在此將來自全身的靜脈血送入心臟。

既然心臟會生病，醫學的直覺想法跟修車一樣：某個東西壞掉、只要把零件換掉就好了。於是現代醫學的做法就是直接把壞掉的瓣膜拿掉，再換一個新的、正常的瓣膜。問題是，瓣膜在心臟裡，要換瓣膜，得先切開心臟。在外科手術尚未突破心臟開刀技術之前，「心臟是不能碰觸的」，心臟一切開、人就死了。因此從前若心臟生病了，幾乎無法治療，只有死路一條。

　　20 世紀中期，心臟外科界有位傳奇人物，美國醫師克拉倫斯・里拉海（Clarence Walton Lillehei），曾瘋狂執行前所未見的「交互循環」心臟外科手術。這位狂醫的做法，是把病童與父親的心臟循環系統縫在一起，用父親的心臟維持病童的生命，接著打開病童的心臟、修補心內破洞。因為倚賴父親的心臟在做「體外循環」，病童的心臟被切開卻不會喪命。

　　這在當時是相當創新的方法，但風險極高，極可能一刀兩命。

人工心肺機讓體外循環成真

　　另一位傳奇人物小約翰・吉本醫師（John Heysham Gibbon Jr.），年紀輕輕就發明了「人工心肺機」（Cardio Pulmonary Bypass，CPB），真正取代了心臟跟肺臟，使患者的心臟能暫時停止，心臟外科醫師得以搶時間進行手術。吉本稱得上是心臟外科領域的「國父」級人物，可惜他在體外循環支持下的開心手術生涯，維持不到兩年，就出家當神父去了。早期開心手術實在死太多人，執刀醫師的心理素質要「心如鐵石」，才承受得住手術不斷失敗的心理壓力。

● 里拉海的人體交叉循環

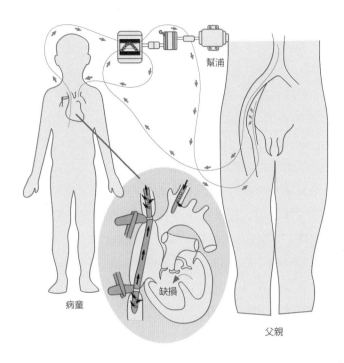

幫浦

病童

缺損

父親

● 吉本的人工心肺機

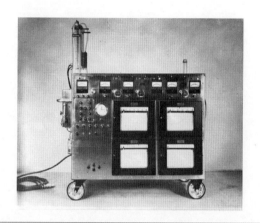

一台機器的發明創造了一個新的醫療分科。

　　吉本人工心肺機的物理原理似乎可行，真正用在血肉之軀，實務挑戰頻仍。比如人工心肺機的水槽內存有大量氣泡，氣泡形成過程中會大量破壞紅血球，造成溶血反應，在術中、術後引起併發症。

　　儘管如此，人工心肺機問世所帶來的體外循環概念，成功突破了傳統「心臟是外科禁地」的限制，讓心臟外科醫師得以從容地在無血的視野下，對心臟進行精細的矯正與修補，也讓更複雜的心臟外科手術從此成為可能。

　　　重返生死線 RETURN TO THE POINT

黎明將至

「在漫漫長夜裡，我只能眼睜睜看著患者的血液變得愈來愈深，靜脈愈來愈鼓漲，卻完全束手無策。要是能有一台機器，能把藍血從鼓漲的靜脈移出，注入氧並且移除二氧化碳，這樣我們就能繞過血栓的部位，在體外進行一部分的心肺功能……」吉本醫師曾在《外科大歷史（*Invasion of the Body: Revolution in Surgery*）》書中描述當時研發人工心肺機的挫折過程。

如果無法阻止血液流過心臟，在無血視野下操作心臟手術，就無法矯正心臟缺陷。

人工心肺機的發明

20 世紀中期，吉本醫師試圖改良的人工心肺機還相當原始，

這群企圖以手術矯正嚴重心臟疾病的醫師，通常都以失敗收場。直到 20 世紀末期，人工心肺機經不斷改良直到 ECMO 問世，不僅是心臟外科領域的一大步，更是重症醫學的一大步。

　　人工心肺機主要是由幫浦、儲血槽與管路所組成。我們不妨將人工心肺機的儲血槽想成一個「裝滿血的水族箱」。開機時，患者循環系統的血液被接到水族箱裡，水族箱底布有大量氧氣管，氧氣管在儲血槽內打出大量氣泡，血液在此與氣泡做氣體交換，氧氣進到血液的同時，血中二氧化碳被交換到氣泡，血液在水族箱獲得氧氣，再用幫浦打回身體。

　　這個冒泡泡的水族箱取代了患者的肺臟、幫浦取代了心臟，當患者接上這套體外循環系統的水族箱，醫師即可進行開心手術。手術中，患者倚靠水族箱維持循環，手術完成後再脫離水族箱。人工心肺機開機時，患者處於「無脈動」狀態。在發明初期，人工心肺機最常被運用在「心房中膈缺損」等心臟手術中。

　　人工心肺機既然可以暫時取代人體心肺功能，以利心臟手術，人工心肺機可不可以暫時取代衰竭的心肺功能，以利疾病恢復呢？1970 年代，美國密西根大學的羅伯‧巴特雷特醫師（Robert H. Bartlett）就將體外循環機帶出手術室，拉到加護病房裡，治療肺損傷嚴重、無法進行氣體交換的患者，用以維持患者的氧氣供應。這就是 ECMO 的嚆矢。

ECMO 擴展了人工心肺機的應用

　　人工心肺機發明後不斷改良，不到二十年，衍生物「ECMO」就問世了。

ECMO 由這四樣東西組成：氧合器（俗稱「人工肺」）、幫浦、插管跟管路。氧合器負責將靜脈黑血交換成含氧的亮血；幫浦負責將血液吸出與泵入；管路連結機器跟機器；插管連接人體跟機器。

根據國際體外維生系統學會（Extra-corporeal Life Support Organization，ELSO）統計，2018 年，ECMO 在全球一年使用量超過一萬二千例，呈現井噴式成長。如今，你甚至可以在 eBay、阿里巴巴網站上買到一台總價不到美金 1000 元的「二手」葉克膜。當然，不建議使用這些品質和維修都沒保障的二手貨。

人工心肺機跟 ECMO 都是運用體外循環原理。ECMO 拓展、改善了人工心肺機的應用，兩者差異在於價格、使用時間、有無儲血槽、抗凝需求等特點。這些差異讓 ECMO 走出手術室，擴展了其在急救加護上的應用。

差異一、血流連續性不同，抗凝血藥物的需求也不同

人工心肺機主要使用於心臟手術中，在心臟手術房內短時間運轉幾小時，因此它的氧合器一般使用時間上限為 6 小時，成本較便宜，但換氧及運轉過程中對血球破壞程度高。人工心肺機裡有一個儲血槽，屬於開放系統，儲血槽中的血液流動速度緩慢，各位可以試想一下水管與水塔中流水的速度，儲血槽就像是人工心肺機裡的水塔。然而血液的特性是，一停止流動就會凝固，容易形成血塊，而人體血流中不允許有血塊存在，因為血塊會塞住管子、卡住機器，更可能順著血流打到全身，產生致命危險。因

此，人工心肺機運轉過程中有使用大量抗凝血劑「肝素」的需求。

　　相較於人工心肺機，ECMO 管路中並無儲血槽存在，整個系統內的血液都處於不停流動的狀態。「滾石不生苔」，持續流動的血液也不易凝固，對抗凝劑的需求就小得多。ECMO 氧氣交換則是走在氧合器的「膜狀界面」上，這也就是其名之所自。觀察 ECMO 氧合器被切開的橫斷面，有如古書捲軸，若放在電子顯微鏡下看，則像紡織品。空氣走在捲軸裡，氧氣在膜狀界面上進行氣體交換。為改善氣體交換的效率，膜上面有很多小凹洞，氧氣可以進去交換，但水分跟血液過不去。因氣體壓力小、液體壓力大，膜上如果出現破洞，這個壓力差可以讓血液漏出去，但不可以讓氣體漏進來。ECMO 沒有儲血槽，只要系統中竄入空氣，沒有自血流中排除氣泡的方法，氣體一漏進血流中，會被推入患者體內，氣體栓塞有可能致命。

● **氣血界面：擴散膜界面**

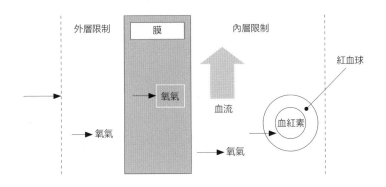

● 氣血界面：多孔膜界面

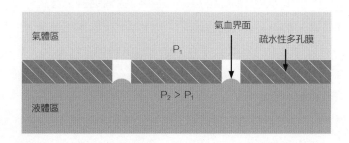

● ECMO 膜氧合器內部示意

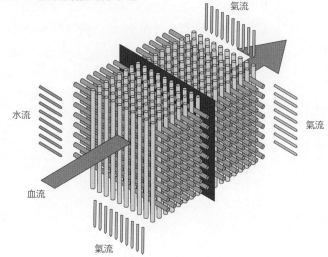

血流、水流與氣流三流交會之處。
水流控血流之溫，氣流供血流之氧。

前面曾提過,若患者使用體外循環如人工心肺機、ECMO,都必須給予抗凝血劑,也就是「肝素」來幫助避免凝血。肝素是從豬腸、馬肺等器官提煉出的抗凝血劑。抗凝劑用得多,身體的血不易凝固,患者就很容易流血。尤其是剛動完心臟手術的患者,經歷鋸胸骨,心臟縫縫補補的大傷口,這時再提供抗凝血劑,出血量會相當驚人。

ECMO 沒有儲血槽,因此沒有開放的血氣界面,在 ECMO 系統裡的血液沒有一處是靜止的、每一點上的血液都在流動。血液停滯就會形成血栓。維持血液不斷流動,尤其是大流量流動,就是一項重要的抗凝血手段。相較於人工心肺機需要維持「活化凝血時間」大於 350-400 秒,現在 ECMO 的抗凝需求只要大於 160-180 秒即可,基本上只比正常人體的凝血時間略長一點。

活化凝血時間
(Activated Coagulation Time,ACT)
藉由加熱與攪拌血液,活化血液凝血機轉,測量全血變成血塊所需的時間,以評估患者肝素化的程度。

正常情況下,血液的出血跟凝血會自動達成平衡狀態,且身體會自動吸收掉已經流出去的血。想像有個從小常跌倒的孩子,若身體無法吸收這些青一塊、紫一塊的淤青,長大後他會變成「青人」、「紫人」。 血液在兩種狀況下會凝固,一是「異物

反應」，當血液碰到了身體中不應該有的東西就會凝固，比方血液中出現氣體、金屬（放置心臟金屬支架之前都必須要提供抗凝血劑）、ECMO 的插管、氧合器或幫浦，這些都算血液沒見過的異物，因此在 ECMO 的場合，異物反應是主要的凝血機轉活化原因。二是「當身體受傷」時，例如被刀割、開刀等狀況下，血液也會凝固。

為了降低 ECMO 患者的血栓發生率，有人發明將肝素直接鍍到管子內層的方法。方法一是在 ECMO 系統內會接觸血液之處，包括插管跟管路，以正電負電電荷連結的方式將肝素貼在管子上，這種管路被稱為「肝素塗層管路」。另一做法是設法讓管子內部平滑、無粗糙面，減少引發凝血反應的表面，這種管路被稱為「生物相容性管路」。

血栓形成是身體內最複雜的機轉之一。血栓形成與身體發炎這兩件事，基本上有一部分的機轉重疊。血栓是一連串生物化學反應、造成血液凝固的結果，血栓也同時會造成身體發炎。若使用肝素塗層、生物相容管路，不但患者血液不易凝固，發炎反應也會變少。

差異二、擴展使用對象、使用地點

人工心肺機大多用在心臟手術房中，使用時間最多數小時；而 ECMO 主要使用於重症、休克患者，使用時間比人工心肺機長，可用在手術室以外。瑞典國王學院甚至有患者把 ECMO 帶回家的案例。現今的證據指出，早期讓 ECMO 患者活動或復健，對預後是有利的。

● 肝素塗層原理

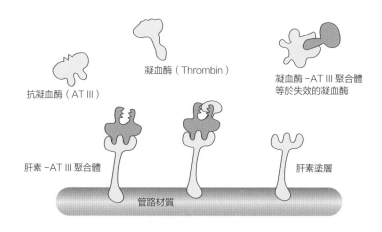

凝血酶（Thrombin）

抗凝血酶（AT III）

凝血酶 –AT III 聚合體
等於失效的凝血酶

肝素 –AT III 聚合體

肝素塗層

管路材質

> 管路內層鍍上的肝素，可以提升凝血酶與抗凝血酶的親和
> 力達千倍之譜。

　　人工心肺機在心臟手術室內，由專家團隊操作，包括麻醉科
醫師、心臟外科醫師、體外循環師、技術員、心臟外科團隊護理
師，沒有外行人。即便患者在使用人工心肺機當下是脈搏為零，
監視器上的心跳、血壓呈直線狀態，成員們對此都能從容以對。

　　ECMO 的使用地點大多在加護病房，患者可能長達幾天、
幾星期，甚至幾個月時間處於無脈搏狀態，手術室外的護理人
員絕大部分沒看過活著的人沒脈搏。由於護理人員並不熟悉
ECMO，身為 ECMO 團隊負責醫師除了照顧患者，也必須「照

顧」好護理人員。可惜現在的醫學院 ECMO 相關課程還是太少，護理人員的在職教育也應該加強。

● 心室顫動中的ECMO患者監視器

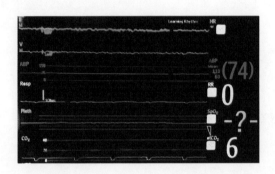

有血壓而無脈搏的監視器影像。心室顫動是最嚴重的心律不整，心肌收縮完全失去協同性，心臟呈蠕動狀態，無法泵出血液；但是 ECMO 血流支持腦部灌注，患者可能還可以保持清醒，但是 ECMO 只能提供無脈搏的血流。面對清醒的患者，要不要去顫電擊？要不要心臟按摩？

差異三、血液稀釋的現象

抽血後若注意觀察血液試管會發現，血液放久了，血清跟血球會分開，上面是清的（血清部分）、下面是紅的（血球部分，被稱做血餅）。正常男生或沒有貧血的女生，試管抽出 10

公分高的血液，置放 5 分鐘之後便會自動分離。一般來說，血餅部分是 4 公分高，醫學上稱之為「血比容（Hematocrit，HCT）」，正常 HCT 為 40（％）。

為求人工心肺機運轉順暢，把運轉阻力降到最低，我們會將血液稀釋到 HCT 20 左右，方法是灌入大量的代用血漿或生理食鹽水以稀釋血液。等到心臟手術結束，再用類似洗腎機的機器把水「洗出來」，讓 HCT 恢復到 30 以上。

ECMO 的管路、插管裡除了血液，也有幾百毫升的水分，同樣具有血液稀釋的效果，但跟人工心肺機動輒幾公升水量的稀釋程度不同，對於針對缺氧患者的靜脈 - 靜脈構型 ECMO（VV ECMO）來說，甚至要避免過多的血液稀釋，以免運轉時發生心臟驟停的危險。

差異四、價格

台灣自 1990 年代引進 ECMO，2004 年、也就是 SARS 後一年，健保開始給付 ECMO 使用。在此之前，患者約需自費新台幣 10 萬元。

早期台灣的 ECMO 存活率只有一成，患者死亡，這筆費用通常成為醫院收不到的呆帳。從健保給付開始，ECMO 用量大增，患者只需負擔十分之一的費用，加上使用 ECMO 的患者都是病情嚴重者，大多都能取得「重大傷病」資格，健保可以給付全部或大部分費用。有些個人的商業保險也會給付。

● ECMO 與人工心肺的比較

	ECMO	人工心肺（CPB）
使用時間	幾天至幾周	幾分鐘至幾小時
抗凝	低劑量肝素	高劑量肝素
抗凝中和	不需要	魚精蛋白
血液稀釋	有，程度低	有
低體溫	無	有
氣血界面	無（無儲血槽）	有（有儲血槽）
動脈搏動	視病情／模式而定	無
應用範圍	多種臨床應用	心臟手術用
缺點	氣栓／管理複雜	血液細胞消耗明顯
價格	昂貴	便宜

VA ECMO 長什麼樣子？

ECMO 引進台灣之初，經常在插管、拔管過程中弄得血肉模糊，滿地都是血，嚇壞許多非外科的醫護人員。

問題就出在早期 ECMO 運轉容易出現幾個狀況。比方氧合器裡面的「膜」要是破掉了，血漿便跟空氣一起從機器上冒出滿滿的泡泡，護理人員只好在下面放個大盆子接泡泡，泡泡會慢慢變成水。這叫「血漿滲漏」，是早期 ECMO 運轉的常見問題之一。

這時，要趕緊更換氧合器，否則數小時內氧氣交換功能便會失效。此外，還有幫浦的固定軸會因局部高熱造成軸心融斷、血栓、血球破壞等等各種麻煩。我在當住院醫師時，經常半夜在床邊用手固定軸心，等工程師推新機器來換。

● 早期的 ECMO 運轉時經常發生血漿滲漏

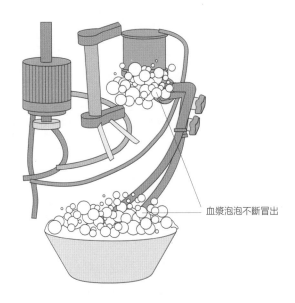

血漿泡泡不斷冒出

　　而且早期對 ECMO 的經驗不足，選擇適應症、干預時機、抗凝劑劑量都欠工夫，插管時大多都是在急迫狀況下床邊執行，器械缺乏、照明不足、以及插管後的滲血，再加上抗凝劑，傷口的血淌個不停，護理師狂 call 值班醫師，值班醫師疲於奔命，血庫技師不停備血，在這樣不穩定的治療模式下，患者預後可想而知。

　　ECMO 還沒健保給付之前，存活率只有十分之一，醫院幾乎收不到錢，活下來的要自費繳至少十幾萬，要是患者死了你還跟家屬收這麼多錢嗎？醫院當時想了很多方法，剛開始醫院曾想

過要「先收錢、再治療」，患者開始 ECMO 治療前叫醫師先跟家屬說費用，結果是行不通。慘到極點的存活率，醫師根本說不出口。

ECMO 主要有兩個構型（mode），分別是 VA 構型（veno-arterial mode）與 VV 構型（veno-venous mode）。第一個英文字母表示「血液從何處來到 ECMO」，第二個英文字母表示「ECMO 將要把血液送到何處去」。VA 構型是指從靜脈（vein）引流，在氧合器換氧後將血液注入身體的動脈（artery）；VV 構型則是從靜脈引流，氧合器換氧後將血液注入身體的靜脈。VA、VV 屬於單引流，另外還有雙引流、三引流等各種延伸構型，包括 V-AV、VV-A 等等。本書主要是討論 VA 構型的 ECMO。

充滿神秘色彩的 ECMO 長什麼樣子，又是如何運作？ECMO 主要分為四個部分：

• **氧合器**：匯集了冷熱水、血液跟氧氣，三種流體合一，有熱交換與氣體交換功能。氧合器的主要功能是經由滲透膜把氧氣裝載到血紅素上，把二氧化碳排出，以及加（減）溫血液。

• **幫浦**：通常是離心泵，藉由電磁力旋轉螺旋槳或轉子，賦予血液動能，產生血流壓力。

• **管路**：容納從身體引流的血液，連結到離心幫浦、氧合器，做氣體交換後，再注入身體。

• **插管**：ECMO 管路與身體連結的管道。醫師在患者動靜脈裝上一對插管，將插管與預充完成的 ECMO 管路連結，就可以運轉 ECMO，開始治療。

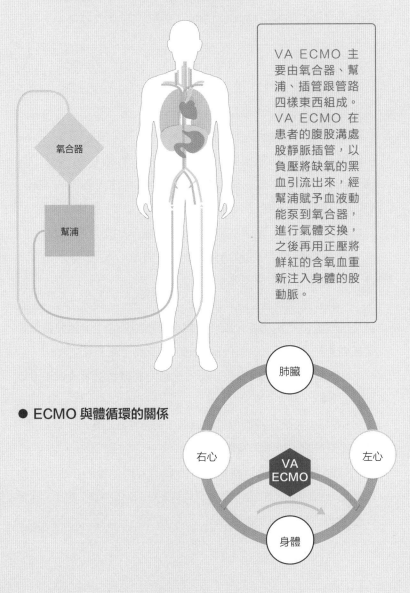

● VA 構型的 ECMO 與人體血管連接示意

氧合器

幫浦

VA ECMO 主
要由氧合器、幫
浦、插管跟管路
四樣東西組成。
VA ECMO 在
患者的腹股溝處
股靜脈插管,以
負壓將缺氧的黑
血引流出來,經
幫浦賦予血液動
能泵到氧合器,
進行氣體交換,
之後再用正壓將
鮮紅的含氧血重
新注入身體的股
動脈。

● ECMO 與體循環的關係

肺臟

右心

VA
ECMO

左心

身體

在次理想的 ECMO 機器中突破極限

看著左頁圖，你也許會想，現在 ECMO 跟人體的接管位置並不是最理想，因為 ECMO 血流會對心臟流出的主動脈血液造成壓力。真正最理想型 ECMO，其實是從肺循環直接接到體循環，旁流繞道左心，將負壓管路接在肺靜脈，正壓管路接在大動脈，如同左心室輔助器一般。但技術上並不可行。因為肺靜脈長在心臟正後方很深的地方，要這麼做，就必須要開胸手術，而 ECMO 的最大優勢，就在於低侵入性、易於裝卸。因此，現實世界的 ECMO 必須面對設備上的限制，發揮優勢，克服限制。這本書就是希望告訴大家如何超越極限。

以最簡化方式解釋 ECMO 運作，就是醫師在患者靜脈放一根插管，利用離心幫浦的特色（一頭正壓、一頭負壓），將身體內的血液吸出來，血液經過離心幫浦獲得能量，再進入氧合器做氣體交換，讓黑（缺氧）血變成紅（含氧）血，再經另一根插管注入身體的動脈系統中。

血液在機器、管路中的壓力變化如下：本來壓力較低的負壓血液，在離心幫浦處獲得能量，壓力上升；等到血液通過氧合器，這是 ECMO 系統中最主要的阻力來源，壓力下降；當血液進入身體，是次要的阻力來源，壓力再下降到與動脈血壓相同，血流循壓力梯度而前進。

進入氧合器的血液就像雲霄飛車，從壓力高的地方往壓力低的地方流。舊式幫浦採用滾輪泵，想像一個管子裡裝滿血液，用手捏住管子往前推、讓這一段血液往前推進，推進的同時、釋

放管子後面的真空，於是後面的血液被往前吸過來。現在，VA ECMO 的幫浦很少用滾輪泵，幾乎都是離心軸，靠的是轉子跟血液摩擦力，賦予液體動能。

● ECMO 的泵頭種類

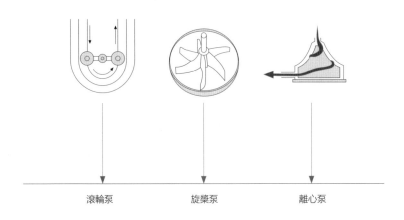

| 滾輪泵 | 旋槳泵 | 離心泵 |

ECMO 幫浦上游是負壓、下游是正壓，要是管子上的接合口出差錯，沒接好或有破洞，會產生以下的麻煩：下游部分沒接好、血液會立刻大量噴出來，這時得趕緊重新接合；上游部分因為是負壓，管子出現破洞會有大量空氣被吸入，空氣跑進管子馬上會跑到全身，被稱為「人工製造的潛水伕病」。潛水伕病可以藉由高壓氧來治療，但是全身插管、掛著多台機器的 ECMO 重症患者無法帶著這些東西進高壓氧艙，一旦發生氣栓會有致命危險，而且幾乎無解。

目前某些醫院有較寬敞的高壓氧治療室，但似乎尚無將ECMO帶入治療室的經驗。

● ECMO 的主要功能：泵血與氣體交換

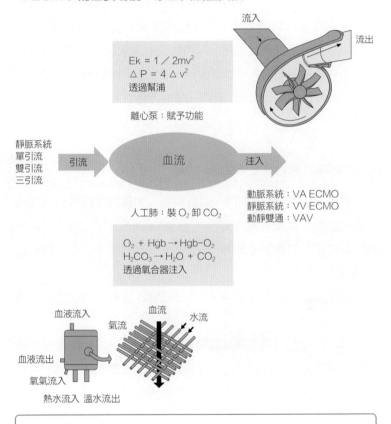

流入

流出

$Ek = 1 / 2mv^2$
$\triangle P = 4 \triangle v^2$
透過幫浦

離心泵：賦予功能

靜脈系統
單引流
雙引流
三引流

引流

血流

注入

動脈系統：VA ECMO
靜脈系統：VV ECMO
動靜雙通：VAV

人工肺：裝 O_2 卸 CO_2

$O_2 + Hgb \rightarrow Hgb\text{-}O_2$
$H_2CO_3 \rightarrow H_2O + CO_2$
透過氧合器注入

血液流入

血流

水流

氣流

血液流出

氧氣流入

熱水流入　溫水流出

它與不同的血管連結，即為不同的構型，有著不同的臨床應用。

機器壓力監測，不得有半點差池

由此可知，ECMO 系統的連續性、完整性和穩定性是管理上的重點。

為了防止管路機器出差錯，壓力監測非常關鍵。管路壓力和中學物理學過的歐姆定律一樣，是流量與阻力的乘積。ECMO 中的血流是連續性管流，每一點的橫截面流量是一樣的。測量管路上不同位置的壓力，可以讓管理人員掌握管路阻力的變化。

我的做法是在 ECMO 管路三個地方測壓力，分別稱作 P1、P2、P3。

為避免感染，患者身上管路愈少愈好

其中 P1 這一點很特別，因為醫院、加護病房內所有機器都是測正壓力，加護病房內找不到可以測定負壓的壓力計。以前，我的做法都是引流管旁邊加一個側管，用側管來測負壓，也可以接洗腎機。

患者身上插的管子愈少愈好，ECMO 管路其實就是人體循環系統的延伸，在管路上的操作要做到完全無菌。

這三個監測點我很早就開始做了。原本的 ECMO 機器並無配置三個監測點，我們得自行在管路上建立測壓點，後來各廠牌的最新機器也開始跟我一樣裝上三個監測點。

● ECMO 管路壓力監測

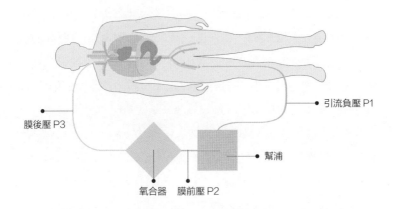

P1 是負壓引流端壓力值，這邊吸進來的血是靜脈藍血，有
些狀況下負壓會陡然上升，若 P1 負壓大幅上升，可以判斷
是患者本身血液容積不足，應改變或微調插管放的位置，
或採用輸血、為患者補充水分的方式，讓靜脈不會被吸扁。

P2 測量的是幫浦後、氧合器前的壓力值，P3 則是氧合
器之後的壓力值。如果 P2、P3 壓力值很高、但 ECMO
流量低，表示可能有血塊阻塞在插管最尖端的地方；如果
P2 上升、P3 不變，甚至數值下降，則可能是氧合器被血
塊塞住，這時可換掉氧合器；如果 P2 跟 P3 的數值突然
都大幅上升，ECMO 流量卻變得很差，表示動脈端有急
性阻塞的可能，常常是氧合器內血塊脫落，卡在插管內。

這三個監測點我很早就開始做了。原本的 ECMO 機器並
無配置三個監測點，我們得自行在管路上建立測壓點，後
來各廠牌的最新機器也開始跟我一樣裝上三個監測點。

這三個壓力需要監測，以預防管路阻塞或血液細胞破壞。

三點壓力監測看守管路安全穩定

用吸管喝鋁箔包飲料快喝完的時候，整個鋁箔包會因內部壓力下降，被大氣壓壓扁。血管也一樣，經過 P1 的是自靜脈引流出來的血液，如果靜脈內的血液不夠，被 ECMO 引流到乾涸，靜脈血管和鋁箔包一樣會被體內的壓力壓扁，本來 P1 大約 -40 至 -50 毫米汞柱的壓力值，會忽然飆高到 -100，甚至更高。一旦血管被負壓吸扁，ECMO 的流量也會快速下降，將危及患者。觀察 P1 的變化，可讓我們在負壓雖已增高、但血管尚未被吸扁前就預先警覺，提早採取輸液、輸血，或者調整流量、插管位置等手段，避免突發事件的發生。

日常工作最常見的緊急狀況倒不是血管突然被吸扁，而是患者在移動、翻身、拍背、吸痰時，身體移動造成靜脈管吸住靜脈血管壁，這時候 P1 會上升，ECMO 流量不穩，管路晃動。此際將 ECMO 轉速降低，負壓下降，靜脈插管會從血管壁上鬆開，再將 ECMO 轉速調回，可以解決大部分的問題。這個技術一定要讓第一線照顧人員學會，否則 ECMO 團隊整天都離不開加護病房，更不用說睡覺了。但是如果持續的負壓過高，ECMO 流量不穩，則不是靠調整轉速就能解決，必須要確認插管位置是否不佳，以及血管內容積是否不足，以求 ECMO 流量能夠充足且穩定。

關注 P2、P3 的原因是，有時血塊會把 ECMO 管路整個堵住。如果 P2、P3 都很高，可是 ECMO 流量卻很低，通常是因為血塊阻塞處在插管的最尖端，那是整個系統管路最細的地方。

當然這是很危險的，如果血塊真的阻塞住動脈管，流量可是會歸零的。這樣的事倘若發生在半夜，患者的血壓和流量同時歸零，必須要施行 CPR 直到堵塞解除。與其這樣，不如在 P2、P3 壓力變化徵兆初起時，就預先調整抗凝血劑或更換插管。

如果 P2 高、P3 不高，通常是氧合器內被血塊堵住。氧合器不太容易完全被血塊堵死，卻有可能在系統受到撞擊，或流量大幅波動時，氧合器內血塊脫落而注入體內，或者卡住下游插管，最好能夠預先處理。若是抗凝做得不夠，氧合器內窩藏較多血塊，此時就必須換掉氧合器。如果 P2、P3 數值都大幅上升，ECMO 流量變得很差，大概可以知道是動脈插管裡面開始有血栓阻塞，就得換一個新的動脈插管，而非等到完全堵塞才來救急。

機器跟耗材管理

安裝 ECMO 現場的常見景象是：醫師緊急趕赴現場，卻什麼也做不了，因為所有器械、器材、管路、ECMO 機器都尚未到場。原因是，體外循環灌注師堅持要把 ECMO 預充（將 ECMO 管路及氧合器以液體充填，並排氣完全）完成，再送過來；或是值班護理師不知道 ECMO 插管手術器械的確切位置，還在匆忙尋覓，甚或根本不知道 ECMO 裝機還要什麼「器械」。

這種狀況是錯誤管理造成的！正確做法是，機器、耗材跟器械應該在第一時間到現場，讓醫師開始插管。在醫師插管的同時，技術人員在旁同時做管路預充，這兩件事可以「並聯」進行。因為，「時間就是腦子」。

早期台灣心臟外科剛起步時，相關法令規則不全，體外循環灌注師的背景良莠不齊，有些甚至沒有醫事人員資格。感謝體外循環學會長年的努力，現在當然已改善。

為把握黃金搶救時間，ECMO 機器跟管路都要放置在固定位置，同時要讓團隊的每個人知道耗材與器械的放置處。通常我們會準備一台帶抽屜的推車，每個格子都有編號，編號對應器材，用橡膠膠帶貼在上面，一目瞭然。畢竟不是每次出動都有最佳拍檔跟你一起作戰，有時是值班人員替補上場，也會遇到第一次上陣的助手，在分秒必爭的情況下，不該再把時間花在耗材的尋找上，而當你穿著手術衣正在插管時，不可能伸手去拉抽屜拿東西，必然是請求一旁的護理人員協助取得，別人可不知道哪個格子裡放什麼，所以抽屜格上的清楚標示非常重要。

ECMO 耗材在台灣是整組原裝，裡面有插管、導線、穿刺針、餵食空針（ducking tube）都放在裡面。通常，ECMO 器材、頭燈都是放在心臟外科或手術房內，但如果院外心跳停止的病例多，機器、耗材最好放在急診室的急救室。總之，一定要清楚規定，負責把機器耗材跟推車送到的人是誰。否則，就會出現「全員到齊，獨缺機器」的窘境了。

四種預充技術

在為患者裝上 ECMO 之前，必須先將 ECMO 管路及氧合器以液體充填，並排氣完全。目前常用的預充方式，有以下四種：

一、**現場預充**：傳統做法。現場將箱子打開，管子接好，才

做預充排氣，灌入液體，排出氣體。

二、**乾預充**：平時就將管子都接好，置放在無菌包內，現場當用時打開，充液排氣，能省下接管子的時間。

三、**溼預充**：平時就將預充排氣都做好，無菌包包好，當用時打開就能用。

四、**自動預充**：有些 ECMO 機器，把管路接好裝在機器上，按個鈕就可以排氣。但價格最貴。

很明顯的，「溼預充」是最快速的方法。我在台灣時，因為執行的 ECMO 量大，團隊人力少，因此採用溼預充。根據研究，溼預充後閒置 1 個月，無菌上並沒有問題。如果患者已在急救了，1、2 分鐘的差距對腦子的影響至關重大，這時溼預充的優勢相當明顯。

對於 ECMO 服務量較少的機構，如果 1 個月內都沒有患者，溼預充的管路必須扔掉，成本太高，因此多採「現場預充」。從另一個角度來說，如果 ECMO 技師的人力夠，能在院值班且預充技術熟練，現場預充當然也沒問題。

關於預充時管路存有小氣泡的問題，我認為這不是技術而是觀念問題。氣體進入氧合器後會從排氣口排除，排除的時候會帶著溼度近 100% 的水氣，預充後，如果讓 ECMO 放在那裡自我循環相當的時間，管路內的充填液會喪失水分，這些喪失的水分體積會在氣體交換膜上吸入氣體，形成氣泡，有可能導致患者出現氣栓的併發症，務必要小心！

謹記 ECMO 安裝要訣的四原則：速度決定步驟，優化每個環節，團隊合作，並聯進行。

ECMO 管路該溼預充還是乾預充？

這是常有人問的問題，可以依自己所在的機構現況來做判斷。主要考量有以下三點：

A：充填 ECMO 管路要花多久時間？

B：插管要花多少時間？

C：多久放一台 ECMO？

如果 A 大於 B，且 C 大於每月 1 例，則選溼預充。這樣既能避免預充時間過長影響治療，也避免浪費耗材。

這三個問題的答案，不同的插管醫師、不同的體循師、不同的醫院，都會有不同的答案。建議大家依臨床狀況，包括醫療給付的多寡來做決定，不必勉強。然而不論怎麼選，體循師都應精進自己的技術能力，縮短預充時間，當然也不能一昧趕時間，導致管路裡的氣泡未排淨。ECMO 必須追求完美。

04

ECMO 的發展與應用

　　過去，ECMO 都集中在專業度較高的醫學中心裡，未來的醫院、特別是專責重症的醫師，不能再以「我不會 ECMO」做為卸責藉口，因為 ECMO 即將成為各醫院的「常備治療項目」。

　　一開始，ECMO 在西方國家是給新生兒使用。所有數據顯示，出生後 1 個月到 18 歲使用 ECMO 的患者平均年齡為 1 歲。也就是說，過了 1 歲以後，ECMO 的使用機率會大幅下降。

　　既然 ECMO 是個好東西，為什麼早期的成人用量那麼少？原因是當時「成人的存活率太差了」。醫學是定量的科學，講得天花亂墜沒有用，得要做得出來、要用數據顯示治療成效，「ECMO 是個好東西」這句話才會有人信。

　　一切的變化，起於 2009 年豬流感 H1N1 的全球性流行。澳

● ECMO 用量何以成長？因其有用

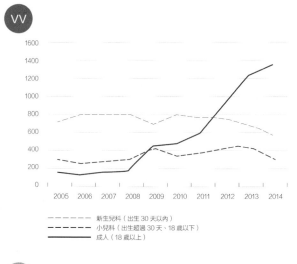

VV

新生兒科（出生 30 天以內）
小兒科（出生超過 30 天、18 歲以下）
成人（18 歲以上）

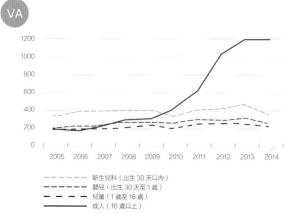

VA

新生兒科（出生 30 天以內）
嬰兒（出生 30 天至 1 歲）
兒童（1 歲至 16 歲）
成人（16 歲以上）

資料來源：ELSO

洲、紐西蘭的報告顯示，ECMO 做為重症治療的最後手段，展現了強大的治療能力。雖然當時針對流感重症用的是 VV 構型，但在 2009 年之後，無論 VV 還是 VA，ECMO 的臨床應用都出現了指數性的飛躍成長。

整體來看，北美未來的 ECMO 市場，除非有新科技被研發出來取代 ECMO，否則在可預見的 5 年內，ECMO 用量仍會持續往上走。

目前在 ECMO 的應用上，西方世界的經驗大多落在 VV，東方則是 VA。根據全球 ECMO 組織 ELSO 的統計，2005 到 2014 年，成人 VV 以八倍速成長，成人 VA 則是六倍速成長。在台灣，VA 構型較常被使用，VV 常用於冬天、初春等流感季節，其他時間的使用量並不多，然而這個狀況正在逐漸改變。

脫機不等於存活

至於社會大眾該如何判斷一家醫院的 ECMO 做得好不好，關鍵數據並非這家醫院「ECMO 絕對存活率」，「脫機後可以順利出院」的比例才是重點。脫機不等於存活，即使在世界一流、ECMO 濫觴的美國密西根大學附設醫院，脫機後仍有 10% - 20% 的病患會死亡。可以脫機又能活，代表醫院在治療及照護功力上都更為成熟。

患者裝了 ECMO 後可以脫機、又能順利出院，才是實打實的數字。比方甲醫院，100 個病患裝上 ECMO，有 60 個可以脫機，最後只有 30 個人出院，表示甲醫院的脫機率 60%，出院比

● 脫機又能出院的數字才是治療關鍵

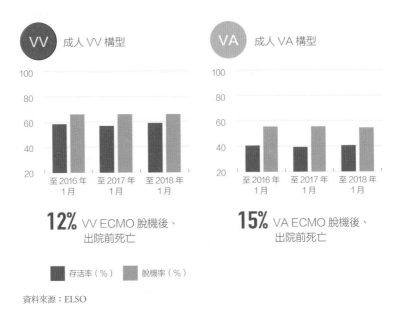

VV 成人 VV 構型

VA 成人 VA 構型

12% VV ECMO 脫機後、出院前死亡

15% VA ECMO 脫機後、出院前死亡

■ 存活率（%） ■ 脫機率（%）

資料來源：ELSO

例 30%。跟乙醫院脫機率 30%、出院比率 20% 相比，顯然甲醫院出了很大的問題。為何病患都已經度過了最危險的階段、得以脫機，最後竟有一半的患者還是死在醫院裡？乙醫院的數字表面看起來好像比較差，但脫機的患者順利出院的比例較高，乙醫院顯然表現得比甲醫院更好。

根據 ELSO 的統計，目前全球成人 ECMO 的存活率是 42%，ECPR 存活率是 29%。由於 ELSO 是有心發展 ECMO 的醫院才會加入的組織，每年要繳會費、寫許多報告，台灣加入這

個組織的醫院家數只有個位數，由此邏輯可知，ELSO 公布的數字會比現實世界再好一點。早期像是臺大醫院、榮總的存活率只有二成、一成，現在愈做愈好，存活率跟 ELSO 數字大致相符。

台灣 ECMO 的使用密度世界第一

2017 年底，台灣 ECMO 的使用總量已達 5000 例。5000 例代表什麼？跟日本相較，台灣人口是日本的五分之一，但 ECMO 的使用量是日本的二分之一，表示台灣使用密度高於日本 2.5 倍。我曾經告訴美國梅約診所（Mayo Clinic）的醫師，單是我個人就插管過超過 500 例的 ECMO，讓他們驚嘆不已。

中國在 ECMO 的使用上更是每年都呈現「乘以二」的瘋狂倍數成長。2019 年已是台灣的兩倍。

儘管如此，一般人對 ECMO 仍然感到陌生、不熟悉，特別是對病家來說，往往因為時間緊迫、原理複雜、病情渾沌、費用龐大，要在分秒必爭的當下做出「知情同意」的決定真是很不容易。

ECMO 快速成長的過程中，必然遇到的關鍵問題便是「醫界跟病家一樣不熟悉 ECMO」，包括它的適應症與禁忌症、臨床表現、併發症、裝機脫機的時間點、合理存活率、跨科際合作重要性、全方面照護難度等等。以我個人的經驗，在順著發展浪潮衝刺時，有時會覺得「一騎絕塵」，旁邊的人不知道你在幹什麼，跟不上來；或是「蚍蜉撼樹」，旁邊的人不知道你在幹什麼，無法推動。最後還是要花 10 年以上的努力，逐步推廣，用實績

說服別人。你是不是專家,要別人承認,不是靠自吹自擂。

　　ECMO 的操作高度要求經驗跟技術,相關知識並非看書就能掌握,非得親手做過很多實例才能知其中奧妙。有些醫院一年的 ECMO 治療量不過個位數,直到醫師職業生涯結束可能都還沒學會。此外,ECMO 相當仰賴跨科際、多功能團隊合作,畢竟沒有人是三頭六臂,心臟內外科、感染科、呼吸治療科、營養科、復健科樣樣都精通。

　　學習 ECMO 需要相當長的學習曲線,尤其是治療量偏低的醫院。有論文研究證實,ECMO 的治療數量跟治療結果有正向關係。意思是 ECMO 放愈多的醫院跟醫師,患者的治療結果與存活率會比較好,這叫因果關係研究(volume-outcome relation)。有些疾病是正相關、有些無關。對 ECMO 而言兩者是正相關。

　　另一方面,ECMO 的成本也遠遠超過表面所見。包括:

- **機器、耗材的成本**
- **手術成本**
- **機器運轉成本**
- **加護病房照顧成本**
- **脫機成本**
- **脫機後的成本**

● ECMO 做得愈多、成效愈好

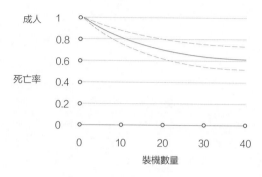

資料來源：Robert H. Bartlett

　　沒有一個醫師能保證，在付出這麼多之後，患者肯定能救得回來？在真正去做之前，永遠不會知道最後的答案，這就是「機會成本」。然而，世界上沒有一個醫師是先做完成本效益分析後，才決定該不該放 ECMO、做 ECPR。

　　ECMO 使用密度世界第一的台灣，為何醫界投入 ECMO 的人卻不多？根據我的觀察，主因是放 ECMO 並不賺錢。如果拿同樣的人力跟時間去做別的手術，甚至只是看個門診，CP 值也比較高。ECMO 一放，少說幾天、長則幾星期、幾個月，每天密集查房、處理緊急狀況，還得 24 小時接收護理人員的報告，別說 CP 值，連囫圇覺也睡不安穩，健保局一天給的管理維持費用不過 1700 點，每點還不到新台幣 1 元，讓醫院也賺不到錢。

● 使用 ECMO 的良性循環

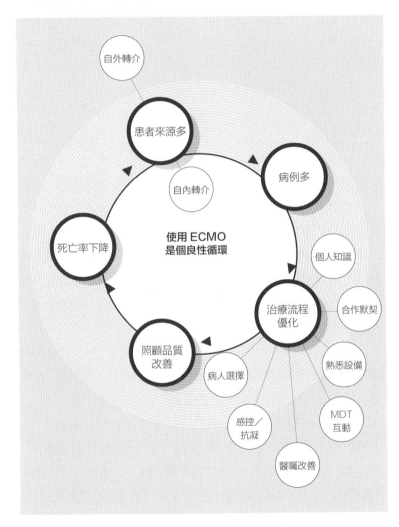

第二個原因則是，早期很多心臟外科的醫療人員把 ECMO 當成一種「負擔」。以前裝 ECMO，常常弄得滿地都是血，如果治療結果良好也就罷了，但初期的 ECMO 成績並不理想。民眾在媒體上看到的都是 ECMO「起死回生」的奇蹟案例，醫院裡的醫護同仁卻在每星期的會報中不斷看見 ECMO 死亡案例增加。民眾眼中的「葉神醫」卻是醫護眼中的「葉神棍」。

經過長年的經驗累積、醫藥科技進步後，ECMO 的臨床成績終於逐漸改善。當其他醫師目睹自己的患者一個個被 ECMO 拯救回來，慢慢地，心臟內科跟加護病房重症科對 ECMO 愈來愈有興趣，也逐漸明白哪些病例適合運用 ECMO 來治療，而非在不適合的患者身上強求治療效果。如今，ECMO 插管時或管理中的「血流成河」場景已不復存在，ECMO 管路出血機率降低了，插管或拔管技術也大幅改善，這全是因為我們對於各種狀況、技術有了更多了解。

● ELSO 中心在全世界的分布

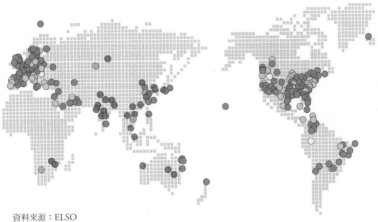

資料來源：ELSO

ELSO 組織全球約有 300 家醫院加入，在美國、亞太、
歐洲、南美都有分會。目前亞太分會主席是臺大醫院心血
管中心主任醫師陳益祥教授。

與死神同行

ECMO 團隊面對的都是被認定救不活的
患者，也就是所謂「從地獄來的人」。儘
管存活率不高，但如果沒放 ECMO，存
活率趨近零。

2

ECMO 常見適應症

　　在台灣，最初 ECMO 適應症是為了給心臟外科開刀卻下不了手術台、停不了人工心肺機的患者所用。後來，ECMO 在內科、感染科、肺炎、急救的治療上，都能發揮積極作用。隨著無數醫師的實踐與總結經驗，ECMO 適應症不斷擴展，臨床上能應用的狀況愈來愈多，使用量明顯呈現井噴式成長。

　　目前，台灣健保署明訂的 ECMO 適應症如下：

一、心因性休克

二、呼吸性衰竭（使用 VV 構型的 ECMO）

三、小兒及新生兒（使用 VV 構型的 ECMO）

四、其他，例如氣道外傷、極低體溫等。

　　其中，心因性休克診斷最主要的原因是心臟內充填壓力上

升、心輸出量降低、血壓降低。休克意味著，心臟這個自來水廠不但水（血液）送不出去，而且內部壓力還在升高。我們把心臟當成自來水廠，休克的常見可能原因簡述如下：

• **沒有電源**：停電的自來水廠，機器無法開動；缺氧的心肌，也無法收縮。

• **馬達壞掉**：10 個馬達壞掉 7 個，幫浦功能當然不良。心臟受損嚴重時，殘存心臟肌肉沒有力氣打出足夠的血，像是心肌梗塞、心肌病、心肌炎。

• **心律不整**：管理馬達的電流信號不工作或是亂工作，或者訊號線路中斷；有時心肌是好的，但是跳得特別快、特別慢或完全亂顫，不能協調工作的機器就會失去應有功能。有些心律不整特別兇惡，一發生就會使得心臟完全失去功能。

• **水管阻塞**：本來是通暢的水管出口，變成很細很細的鳥嘴，水就出不來了。或者水管中的閥門生鏽腐蝕，難以開闔。例如急性主動脈症候群、瓣膜心臟病。

• **自來水廠的水源不足**：既然汲不到水，後面的出水當然就不足。例如血液容積不足、肺栓塞。

• **水槽太小裝不下**：即使水源充足，馬達正常，但是蓄水槽太小，當然出水也不足。例如肥厚性心肌病。

健保明訂的 ECMO 適應症

一、心因性休克

1. 心臟手術重建後,暫時性心臟功能障礙。
2. Bridge:為準備心臟手術或心室輔助器或心臟移植,而暫代心臟功能。
3. 可回復性的心肌病變,如心肌炎、冠狀動脈暫時性痙攣。
4. 肺栓塞。
5. 急性心肌梗塞併心因性休克。
6. 其他心因性休克。

二、呼吸性衰竭(使用 VV ECMO)

1. FiO_2:1.0,PaO_2 < 60 毫米汞柱,已排除可逆轉的原因。
2. CO_2 retention,造成血行動力學不穩,已排除可逆轉的原因。
3. 過渡至肺臟移植。

三、小兒及新生兒(使用 VV ECMO)

1. 吸入性胎便肺炎症候群。
2. 呼吸窘迫症候群。
3. 先天性橫膈膜疝氣。
4. 新生兒頑固性肺高壓。

5. 上述疾病經傳統治療（含呼吸器），並合乎下列呼吸衰竭指數：Oxygenation Index ≧ 40 OI = MAP × FiO₂ × 100 ÷ PaO₂MAP2（Mean Airway Pressure）AaDO₂ =（Patm − 47）× FiO₂ − PaO₂ − PaCO₂ > 610 for 8Hrs > 600 for 12Hrs PaO₂ < 40 毫米汞柱 for 2 Hrs

四、其他

1. 神經外科手術需體外循環者，例如基底動脈瘤手術。
2. 肺臟移植手術需體外循環時。
3. 氣道手術，氣道外傷。
4. 心血管手術取代傳統體外心肺循環機。
5. 極低體溫（核心體溫 ≦ 30°C）。

● 台北醫學大學附設醫院 VA ECMO 診斷分布

由於診斷分布不同，臨床考量必然有異

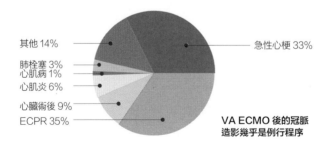

其他 14%
肺栓塞 3%
心肌病 1%
心肌炎 6%
心臟術後 9%
ECPR 35%

急性心梗 33%

VA ECMO 後的冠脈造影幾乎是例行程序

適應症大幅影響 ECMO 的預後

自 2003 年至今，我親手放了近 600 例的 ECMO，存活率平均四成。在 426 例的 VA ECMO 中，比例最高的適應症是「心臟手術重建後的暫時性心臟功能障礙」，占比達三分之二。

我在臨床上常見的 ECMO 適應症，分述如下：

一、**肺栓塞**：在心臟超音波、CT 影像檢查下，可看見患者右邊心臟變得很漲，右心的血過不去，左心變得很扁，死亡率可達 30%。ECMO 治療肺栓塞引起的右心衰竭有奇效，存活率奇高，在八成以上。

二、**腦部手術**：曾有 4 個患者動腦部手術，半個都沒活。神經外科醫師看到 ECMO 患者發生腦出血，通常會因成功率太低而不動手術。

三、**心臟手術**：存活率三成。心臟手術後的 ECMO 治療要成功有兩大關鍵，一是手術對心臟病灶矯正成功與否，二是有無完善止血。

四、**急性心肌梗塞併發心因性休克**：傳統治療一年存活率不到三成，使用 ECMO 的一年存活率可到近六成。

五、**急性心肌炎**：ECPR 適應症，目前是存活率最好的一項，只要患者年紀不要太大，七、八成救得回來。這是病毒侵犯心肌造成的偶發疾病，會讓心肌壞死、水腫、收縮變差，但病毒性疾病大多會自我限制，心肌的水腫消除以後就會沒事。急性心肌炎臨床表現和急性心肌梗塞很像，鑑別上還是要觀察三條冠狀動脈血流狀況。如果冠狀動脈病灶位置、梗塞區域、收縮不良區域、

心電圖變化之間互相匹配，這是標準的心肌梗塞。若心肌收縮不良區域跟冠狀動脈灌注區域不匹配，那就傾向是心肌炎。因為心肌炎病毒是隨機攻擊心肌細胞，心肌受損的區域不會和冠狀動脈的流域相同。臨床上欲判斷患者究竟是心肌梗塞還是心肌炎，可用心臟超音波、心電圖和冠狀動脈攝影來做初步判定。

六、**敗血性心肌病**：原本細菌感染的患者在短時間內就發生心臟收縮變差、心衰竭，左心室射血比率突然下降，心臟變得很漲，但是心輸出量未必不正常，只是相對於較低的血管阻力，臨床上仍會出現血壓快速下降的休克狀況。通常病程發展得很快。現在我們知道，這類患者裝了 VA ECMO 以後可能會恢復得不錯。

七、**藥物中毒**：通常是吸毒或吃錯藥。吸食安非他命有可能造成心肌病，而吸毒本身就會造成心臟衰竭。另外是吃錯藥，曾有患者把血壓藥當糖果吃，一吃一大把，血壓瞬間就沒了。這樣的患者用 ECMO 輔助救治成功率可高達九成。

八、**低體溫**：分為「用 ECMO 治療低體溫」或「實施治療性低體溫」。前者是利用 ECMO 輸入加溫血液以升高體溫，維持生命徵象；後者是利用 ECMO 輸入低溫血液以達成器官保護，尤其是急救後腦保護。

● VA ECMO 適應症決定了預後

預後較好的適應症

存活率 >50%

心肌炎

急性心肌梗塞

肺栓塞

外傷／藥物過量

預後較差的適應症

存活率 <50%

ECPR

心臟手術後

敗血性休克

病因不明

● 世界體外維生組織 2020 年 1 月公布的 ECMO 治療成績

患者類型	脫機存活率（％）	出院存活率（％）
新生兒肺疾	87	73
新生兒心疾	69	43
新生兒急救	70	42
小兒肺疾	72	59
小兒心疾	72	53
小兒急救	59	42
成人肺疾	69	60
成人心疾	59	43
成人急救	41	29
總計	70	55

根據 ELSO 2020 年最新報告，成人由於心臟相關問題裝上 ECMO 的病例數共有 25,488，其中存活率 41%，其中撐到可脫機或轉院者則有 15,184 人，比例為 43%。成人接受 ECPR 例數有 8,075，成功急救者有 3,363，存活率為 41%；可脫機或轉院者有 2,387 人，比例為 29%。

　　用 ECMO 急救成人的存活率近年有明顯的改善，但是大部分的經驗還是集中在「院內心臟猝停（In-Hospital Cardiac Arrest，IHCA）」。

● **成人 ECPR 的使用逐年大幅成長**

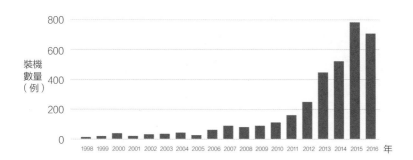

資料來源：ELSO

───── 06 ─────

死而復活的大學生

2009 年 1 月 11 日，台北醫學大學有位 19 歲的大一新生在操場打排球，忽然心跳很快、不太舒服，在一旁休息時，從椅子上滑落地面，兩眼上吊、口吐白沫、喪失脈搏、臉發黑，瀕死跡象把旁邊所有人嚇呆了。

此時，同樣在場上的大六、大四醫學系學長趕緊為他實施心肺復甦術（CPR），其他人打 119，救護車在 6 分鐘內抵達，轉送隔壁的台北醫學大學附設醫院。途中，雖然救護人員接手CPR，但大一生已呈現瞳孔放大、無呼吸心跳，被判定為「到院前死亡（Out-of-Hospital Cardiac Arrest，OHCA）」。

同學到院後，急診室又對他做了 70 分鐘的 CPR、電擊高達四十多次，持續搶救了二個多小時，我記得同學被電到胸前跑出

兩個黑印子。由於長時間的 CPR 未見效果，終於急診室醫師想到了 ECMO，當時我正好在查房，被緊急 call 去急診室，我們立刻為他裝上 ECMO 開始運轉，他瞳孔逐漸縮小，心跳、呼吸陸續恢復，昏迷 10 天後終於清醒，但他既認不得家人，也不識字了。經過一個月認知與功能的復健治療後，他重回學校考微積分，這是一個奇蹟。

被幸運之神眷顧的奇蹟

一般到院前瞳孔放大的患者，大多會有器官壞死的問題，即使救回來了，也可能成為植物人。2013 年日本札幌醫科大學的研究指出，瞳孔大小是到院前死亡患者未來神經功能恢復的重要依據。但這位同學休克後還救得回來，關鍵是有兩位學長持續不斷、正確地為他施作 CPR，讓他器官維持基本供血，方得以快速恢復正常。但畢竟腦部有一段時間缺氧，醒來後出現暫時性失憶的情況。家人說，他小時候感冒造成心臟不正常放電，長時間吃藥控制，已經多年未發病，才放心打球。那次意外還好有幸運之神眷顧。

為何這是一連串幸運、不放棄搶救的復活奇蹟？在過去，這樣的案例被認定不用救了。依照傳統的休克治療方式判定，這位大學生的存活率可說是零。

傳統休克療法有其極限，存活率不高、存活時間短、神經學恢復的可能性低。急救時間在 30 分鐘以內，患者存活率 20%；30 至 45 分鐘之間，存活率 7%-8%；45 分鐘到 1 小時，存活率剩下 5%-6%；急救超過 1 小時，存活率是零。沒人能活。

這位同學的狀況，最後我們知道是一種非常罕見的疾病，叫做「猝死症候群（Brugada syndrome）」，但在現場，無法立即獲得病史，也不可能好整以暇地去做基因檢測。是心肌梗塞？心肌炎？心肌病？肺栓塞？主動脈剝離？還是其他較少見病因？沒有辦法做出一個有效的「臆斷」，可說是毫無頭緒。所以要改變想法，把這種情勢設定成一種「狀況」。傳統西醫的原則是，先尋求正確的「診斷」，再施用正確的治療；但總有像這樣無法及時獲得診斷的時候，這時就要先處理「狀況」，再尋求診斷。

● 院外心臟猝停 CPR 時間與 1 個月後存活和可接受神經學恢復（無庸長期照護）的關係

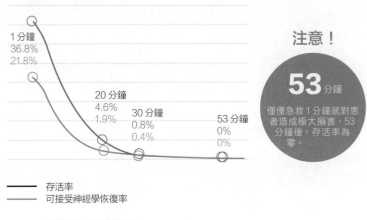

資料來源：歐洲心臟學會

　　至於 ECMO，它的臨床適應症跟使用量都不斷擴張，利基就在於它有辦法擴展傳統休克療法的極限，達到「提高存活率、拉長存活時間、神經學恢復可能性較高」的明顯效益。

對於放 ECMO 的患者來說，存活率低；但這些患者如果沒放 ECMO，存活率趨近於零。

ECMO 最重要的利基在於「神經學恢復性」，這比單純拯救一條人命還要重要！急救不只是求「活」，還有品質；要是急救回來、患者變成了植物人，或是患者沒變成植物人但失去工作能力，都不是我們所樂見。

根據臺大醫院心血管中心主任陳益祥教授 2008 年在國際知名醫學期刊《刺胳針（*Lancet*）》發表的研究指出，傳統休克療法的存活率為藍色長條，為休克患者裝上 ECMO 之後的存活率是棕色長條。棕色長條減去藍色長條，代表醫院為休克患者裝上 ECMO，可以讓這麼多人可以存活下來，而且這並不只是短期研究，存活率追蹤到一年以上，有裝 ECMO 的患者中長期存活率比沒有裝來得好。

在我自己的研究（2007-2015 年）中也有同樣發現。有五成裝上 ECMO 的患者，可順利拔管、脫機，38％脫機後順利出院。

● **有裝 ECMO 的患者中長期存活率比沒有裝來得好**

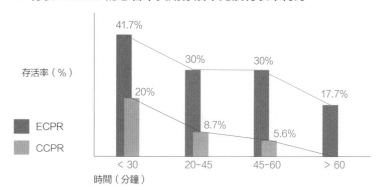

資料來源：陳益祥，2008 年 8 月，《刺胳針》

休克的定義與處置

　　回到 VA ECMO 的主要適應症「休克」，我們先從何謂休克談起，再進一步理解傳統休克療法及與 ECMO 的差異。

　　休克的定義是：心臟輸出的血液或血液攜帶的氧氣，不夠全身組織的使用，使器官功能異常的狀況，如不適時急救治療，將導致死亡。

　　一個人從正常健康身體機能變成不正常，到死亡之前，必定會經歷休克的階段。除非是被背包炸彈客炸到，因外傷休克死亡，休克的時間被濃縮到短短的零點幾秒。現下台灣民眾的醫療認知裡，休克與死亡中間被塞了「裝葉克膜」這個東西，但不是每一種休克都是 ECMO 所能治療的。

　　當一個重症醫生看到患者病情危重（critically ill），首先要

去判斷患者是不是「快要休克」、「已經休克」以及「是哪一種休克」？如果預期患者將要休克、治療上要再加強，患者就會被送進加護病房，而不是等到發生急救事件之後再送進去。

心因性休克之醫療處置常與臨床手段相悖

休克的發生有各種因素，比方「出血」，可能是患者受傷、出車禍、被砍了一刀、割腕自殺。當身體裡的血大量噴出來，血液不夠用，循環血就不足；又如「細菌感染」，感染後患者發高燒，身體的發炎反應造成全身血管擴張，此時雖然全身血液總量足夠，但血管擴張得很厲害，整體血壓不足，血液沒辦法把整個血管填得很飽滿。

休克的臨床表現包括臉色蒼白、皮膚溼冷、血壓下降、心跳加快、脈搏淺快、尿量減少、神智煩躁不安或表情淡漠，甚至昏迷等。

雖然各種休克都有學理上的定義，然而在臨床工作上，無法要求每個醫護人員剛好都是血行動力學（hemodynamics）專家，就算有專家，也不可能 24 小時就近照顧患者。因此休克有其臨床的診斷標準，像是血壓、脈搏、患者表現等。關於血壓跟脈搏的數據，任何一個醫療輔助人員、受過簡單訓練都可以掌握這些知識，依靠儀器監視器就測得出來。

如果我們試著把體循環、肺循環等身體兩大循環系統，想像成一個自來水廠，把心臟當成「馬達」，全身血管視為水管，以此概念來理解休克就容易多了。休克可分為以下四種：

一、**低血容性休克**：如外傷造成大出血、上消化道出血、燒傷、中暑脫水、腹瀉和嘔吐。診斷標準為心跳大於 100，血壓小於 100。

二、**心因性休克**：若是馬達壞了，即使水廠裡頭有滿滿的水，但還是無法將其打到千家萬戶，家裡水龍頭打開依然是沒水。心臟已不再能提供足夠的心輸出量，造成心肌梗塞、心絞痛、心臟機能不全、心律失常、高血壓、心肌炎。診斷標準為心跳大於 100，收縮壓小於 90。

三、**阻塞性休克**：假設水管在某處堵掉了，再充足的水量、再好的馬達都無法把水打出去。循環系統（心臟、血管）的內部阻塞或外部擠壓造成：心包積液、肺栓塞、氣胸、低血壓、血栓症引起。

四、**分布性休克**：如果每個人家中的水管直徑忽然變成兩到三倍大，水龍頭一開、水壓變得非常低，高樓層住戶的自來水還是出不來。包括敗血性休克（細菌感染造成的嚴重敗血症引起）、過敏性休克（藥物過敏或遭蜜蜂叮咬）。另一種神經性休克（高位脊髓麻醉或損傷等引起）、脊髓性休克（神經原性休克）的情況則是如同水廠的電腦指揮系統，本來控制水量的分配、馬達的轉速，當這個加壓系統（體內的神經系統）損壞時，將無法對各處的需求做出適當的分配與調節。

● 不同種類的休克有著不同的症狀

	呼吸速率	心律	血壓	皮膚	體溫	尿量	其他
過敏性休克 嚴重過敏反應	↓↑	↑	↓	紅腫癢	無變化	↓	蕁麻疹／搔癢／意識模糊／支氣管縮小
心因性休克 心臟失去跳動能力	↑	↑	↓	蒼白發冷潮溼	無變化	↓	胸部不適／昏厥／頸靜脈擴張／肺水腫／端坐呼吸
低容積性休克 全身血流供應不足	↑	↑	↓	蒼白發冷潮溼	無變化	↓	焦慮／口渴／昏厥／虛弱／意識混亂／眩暈／弱脈
阻塞性休克 物理性因素阻礙全身灌流或心臟	↑	↑	↓	四肢蒼白發冷	↓	↓	心音變小／頸靜脈擴張／意識模糊／灌注不良的跡象
神經性休克 中樞神經系統嚴重損傷	↑	↓	↓	溫暖發紅乾燥	↓ 或 ↑	失禁	受傷部位遠端麻痺感／異常勃起
敗血性休克 免疫系統對感染的極端反應	↑	↑	↓	先發紅後變蒼白、冰冷	≧38℃ 或 <36℃	↑	蹦跳脈／意識不清

資料來源：www.eventmedicinegroup.org

● 不同種類的休克有著不同的生理學特徵

	中心靜脈壓／肺楔壓	心輸出量	血管阻力
低容積性休克	⬇	⬇	⬆
敗血性休克	⬇ ⬆	⬆	⬇
心因性休克	⬆	⬇	⬆
神經性休克	⬇	⬇	⬇

　　然而，血壓、心跳數值都在螢幕上，第一線護理人員由於工作量大，容易執著於數值高低，專注於解決眼前的數值，反而忽略了真正導致心因性休克的血行動力學原理。ECMO 的複雜度、挑戰性也在於此。

　　在 ECMO 主要適應症「心因性休克」的診斷指標中，除了心跳、血壓、心臟指數（cardiac index，CI），唯一麻煩的是休克「懷疑為心臟原因」，通常表現為「心內充填壓力上升」。若懷疑是心臟原因，當然可以推一台心臟超音波機到病床邊檢查，但切記：心臟超音波專家並不是 24 小時隨時在患者身邊。

　　當心臟內部充填壓力上升，心臟內部血液漫灌、卻沒辦法把血打出去，患者麻煩就大了！

　　心因性休克診斷最主要的原因是「心臟內充填壓力上升」、「心輸出量降低」、「血壓降低」。這又是什麼意思？要如何解除休克危機？

傳統休克三寶反倒使心肌受損更嚴重

傳統休克療法的三寶是：給強心針、血管收縮藥跟休克針對性治療（比方若休克原因是冠狀動脈阻塞，得趕緊將之打通）。但傳統休克三寶中，前兩寶卻常讓心肌受損範圍擴大。為什麼？

請先回想一下我們在第一章詳述過的兩大循環：體循環、肺循環。想像心臟是個大水槽，上面有一顆馬達，由這顆馬達把水抽出來、送到千家萬戶去，這是心臟的功能。休克意味著，自來水廠的水送不出去，且蓄水槽內部壓力還在升高。原因可能有：

一、**沒有電源**：冠狀動脈不通，心肌缺血。要盡快打通血管，恢復心肌灌注。馬達沒電只是不工作，心肌缺血時間長了，就會永久性壞死。

二、**馬達壞掉**：馬達功能不良，心臟肌肉本身沒有力氣打出足夠的血，這時候第一線該使用強心劑還是血管擴張劑，要視患者而定。想一想，快馬加鞭，用於老馬傷馬，或許還能再捱幾步，用於死馬，千錘萬楚，依舊是寸步難行。

三、**心律不整**：心肌亂收縮，心肌雖然功能正常但亂跳，且跳得特別快、特別慢或完全亂顫。心臟肌肉是不隨意肌，人不能用意識控制肌肉跳動的快慢。心臟肌肉細胞有個特色是「協同工作」，要收縮，所有心肌細胞一起收縮；要舒張，所有心肌細胞一起舒張，心肌運動是很規律的，其運動的節奏跟動作電位的頻率有關。

就像小學做體操，講台上有個老師帶操，大家跟著做一樣的動作；要是老師忽然離開講台，或出現兩個老師做不一樣的動作，

整個操場的小朋友動作變成各做各的，亂七八糟。這也就是心肌細胞並沒有異常，指揮系統出問題。我收縮時、他舒張，大家各自為政、亂跳一通，於是把彼此的力量抵銷掉。

四、**水管阻塞**：水管出口本來是通暢的，卻忽然變成很細很細的鳥喙狀，水就出不來了。想像我們在澆水、洗車時，用手將長長的橡膠水管出口捏住，後面水管經常會受不了壓力而忽然爆開。因為流出口的阻力變大，水流量自然變小，或是上流的壓力升高。

五、**根本沒有水進來，血液補充有問題**：水位若是低於自來水廠引水道的最低點，當然一滴水都吸不到。好比我們用吸管喝手搖杯，吸管太短吸不到下方剩餘的飲料。自來水廠的水源不足、後面的出水當然就不足；同理，如果靜脈回流的血液不足，心臟能泵出的血液當然也不足，出血性休克時的血壓降低，就是這個道理。

心因性休克後身體會出現哪些變化？首先是產生一個「堰塞湖」，心臟會漲，肺會水腫。

要是馬達（心臟）無法把水（血液）打出去，水槽內的水會一直滿，到最後漫壩而出。心臟的血一直打不出去，就往心臟上游造成一個「堰塞湖」，心臟的上游是「肺」，心跟肺之間會形成一個「巨大循環容積死腔」，循環系統的血液進得去出不來。

● 心輸出量與靜脈回流的關係

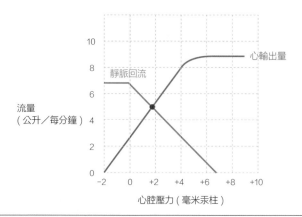

靜脈回流量愈高，心輸出量就愈高；心輸出量愈高，心腔壓力就愈高；心腔壓力愈高，靜脈壓力就愈低。只能在圖中交點形成平衡。

● 堰塞湖示意

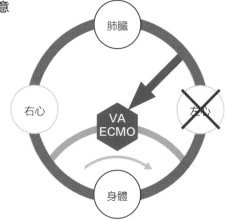

人的血管不是那麼緊緻，在血液內皮細胞間其實有許多微小孔洞，當堰塞湖現象發生，水分子常會從血管漏洞跑進肺部，血球不多、但是液體很多，就像你在一碗水裡面滴上幾滴紅色顏料，再打進大量氣體，這杯水會變成粉紅泡泡水，這就是肺水腫的症狀之一「粉紅泡沫痰」。此時看患者的 X 光片，整個肺都白掉了。

若心輸出量（也就是每分鐘心臟排出的血液量）降低，後果是造成心臟內充填壓力升高，血壓也變低。

心臟充填壓力上升、血打不出去，想當然爾身體的血就不夠用。身體不同器官對於水分的需求量很不一樣，有些器官像「青蛙」，沒水半天就會乾掉、死掉。腦部只要 5 分鐘缺氧，腦細胞就開始壞死；肌肉的缺水極限是 8 小時。但有些器官像駱駝，好幾天沒給水都不會怎樣，例如骨頭。

當全身血液循環量不夠，第一個感覺是頭暈，接下來是精神不濟、疲累，這些都是中樞神經系統的症狀，再來才是腸胃不好、身體沒力、腿軟。一旦心肺之間形成了堰塞湖，開始冒泡泡，肺的功能就完蛋，肺水腫會造成氣體交換產生障礙，血液中含氧量也會變差。

雪上加霜的是，心臟收縮也必須消耗氧氣。當心輸出量（每分鐘心臟能夠泵出的公升數）變少，血液淤滯在心腔內，心內壓升高、心臟整顆漲起來，不但循環血流量變少，還連帶造成心肌更加缺氧、收縮更差，形成心因性休克的惡性循環，所謂的「死亡迴圈」。這正是為何治療休克的措施，有時反而會惡化心臟的狀況，強心劑令到心肌的氧氣需求增加，缺血症狀更重，使得心臟更難恢復。

● 影響心肌血液需求與供給平衡的因素

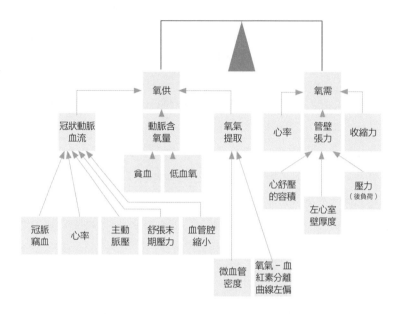

心臟與冠狀動脈分布

心臟是一顆肉球，由數層心肌組成，所謂的房室心腔
中間有瓣膜，肉球的上方有一根主動脈，主動脈的根
部有兩條冠狀動脈，左右方向各有一條。

冠狀動脈爬在心臟表面，再向心臟內部穿入更微細的分支，將含氧血供應到心肌裡面。這樣的解剖特徵，是所有哺乳類動物共有的。與腦、肺、肝、腎不同，心臟的血液供應是由外而內，不是由內而外。當血液供應不足時，深層的心肌先缺氧、先梗塞（壞死）；淺層的心肌後缺氧、後梗塞。

當血液要經由冠狀動脈從心臟表面流進心肌深處，很像我們小時候上體育課，體育老師叫學生去倉庫搬一箱消風的籃球，同學當場給籃球打氣。當氣針剛插進籃球的時候，打氣沒有什麼阻力，很好打；但如果籃球已經打到將近飽滿時，就會感到阻力變大，變得非常難打。

所以當心臟功能差，心臟內血液充滯，心臟內壓力上升時，冠狀動脈給心肌供應血液的阻力，也如同給飽滿的籃球打氣一樣，會快速升高，心肌能獲得的血液也就愈來愈少。

心肌獲得的血液不足，就會產生心肌缺氧，在冠狀動脈本身有動脈硬化時，這個缺氧會更加嚴重，而缺氧的心肌更沒力，更打不出足夠的心輸出量。

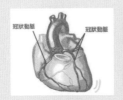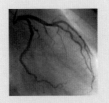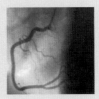

（圖中）心導管檢查中所見的左冠狀動脈，分為左前降支與左迴旋支。大條血管爬行於心臟表面，細小分枝垂直鑽進心肌深處。

（圖右）心導管檢查中所見的右冠狀動脈。左右冠狀動脈開口各異，一根心導管無法同時勾兩條血管，當然也無法同時顯影兩條血管。如果同時顯影，通常暗示其中某根血管已有嚴重狹窄或閉塞，以至於依賴對側繞來的血流。

關鍵生理學概念：心臟指數、心輸出量

讓我們再回到休克的操作型定義：心跳大於 100、血壓低於 90，心臟指數小於 2.5。此時，臨床上就要懷疑是心臟原因導致的休克。醫護人員除了要在病歷上載明患者的性別、年齡、身高、體重之外，在加護病房裡，最好還要註明「心臟指數 CI」。

心臟指數、心輸出量這些名詞聽起來專業，但其實用中學數學就可以完全理解。實務上因為加護病房內床邊心臟超音波愈來愈普及，傳統的心輸出量測量（肺動脈漂浮導管，Swan-Ganz catheter）已經少有人用了。另一方面，新型微創（或無創）心輸出量測量儀愈來愈被廣泛使用，減少了臨床人員的工作負荷與詮釋難度。VA 構型的 ECMO 用以治療心臟疾病或休克，比較仰賴超音波來評估病情，心輸出量的測定反而不太重要。而 VV 構型的 ECMO 是用以治療肺部疾病或缺氧，在管理照護上就極度依賴心輸出量的測定。因此，在學習了解 ECMO 生理學時，還是必須掌握這些概念。

心臟指數、心輸出量怎麼算？

前面說過，血流跟電流一樣，遵循歐姆定律的電壓 ＝ 電流 × 電阻，所以，**血壓＝血流（心輸出量）× 血阻（體循環阻力）**。

$$BP = CO \times SVR$$

BP：blood pressure，循環起點與循環終點間的壓力差
CO：cardiac output，循環內的流量
SVR：systemic vascular resistance，循環系統的血管阻力

● ECMO 裝置前心臟超音波的觀察重點

	觀察重點	排除可能狀況
VA 場合	左心型態／主動脈根部	主動脈剝離
	左心功能／射出分率	主動脈瓣逆流
	流速－時間積分	乳頭肌斷裂
	都卜勒彩超	心室中膈破裂
	右心功能	心腔內血栓
	心包積液	血管鈣化
	心房中膈缺損	心臟破裂
VV 場合	上下腔靜脈	左心衰竭
	右心型態	肺心症
	右心功能	
	三尖瓣逆流速率	
	肺動脈高壓	
	心包積液	
	心房中膈缺損	

資料來源：《*Perfusion*》，2018 年 5 月

　　而心輸出量等於每分鐘心臟打出多少血流，一般正常人的心輸出量需求計算方式為「體表面積 ×2.5」，而體表面積（body surface area，BSA）等於身高乘以體重，開根號再除以 60。

● VV ECMO 的電流模式

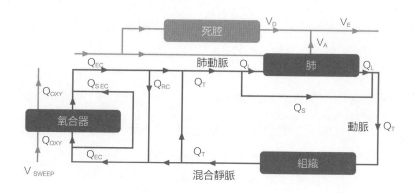

　　例如，某人身高 180 公分，體重 100 公斤，其 BSA 約為 2.2 平方公尺。心輸出需求量約 5.6 公升／分鐘，代表心臟每分鐘必須打出 5.6 公升的血液，才能維持此人的足量全身灌注，確保器官組織都正常運作。由於每個人體型大小不一，無法用同一個心輸出量的數值來衡量，因此以消除大小胖瘦因素的心臟指數來呈現。

　　所謂心臟指數（CI）是指將測定的心輸出量除以體表面積。合理的 CI，無論高矮胖瘦，就是 2.5，小於 2 便有心輸出量不足的問題，甚至也有人把標準拉高到 2.2。醫學上定義是，如果一個人的心臟指數 CI 小於 2（或 2.2），我們稱為「低輸出量症候群（low output syndrome，LOS）」。休克患者的心臟指數大小，已成為醫師與臨床護理人員的重點觀察項目。有些休克的患者，

心臟指數未必比較低，例如敗血性休克的患者，其血壓的降低來自血管阻力的大幅下降，因此這些參數的觀察，可以協助醫療上判定患者休克種類。至於心因性休克，心臟指數當然是低的，幾乎都有低輸出量症候群。

傳統休克處置可能引發細胞凋亡

回頭來看看傳統治療休克的三寶：強心針、血管收縮藥跟打點滴，看似可增強心臟收縮力道、緊縮血管，增加心輸出量，拉高血壓，但為何可能會造成心肌受損範圍擴大？

心臟是脈動式打血，不是固定流速的穩流，心臟收縮一次打出的血量稱為心搏量（stroke volume，SV），心跳速率（heart rate，HR）是每分鐘心臟搏動的次數。從定義上來看，心輸出量等於每分鐘心臟泵出的血量，也就是心搏量乘以心跳速率。

$$CO = SV \times HR \text{，} BP = CO \times SVR$$
$$\text{因此 } BP = SV \times HR \times SVR$$

當患者休克，臨床上的表現就是血壓很低，而從前述的算式可知，血壓是受到心跳速率、心搏量、血管阻力的影響，這也決定了醫療上的應對方式。醫生的標準做法是：點滴加快（加強輸液，增加循環容量藉以增加心搏量），上多巴胺或正腎上腺素（血管收縮藥，增加血管阻力），再不行就給強心劑（加速心跳，同時增加心肌收縮力）。這是醫界非常直觀的做法，拉高心輸出量及血阻，符合循環生理學的處置。

偏偏心臟肌肉纖維是不會累的肌肉，從來沒有停過。想像一下如果我們手舉啞鈴，每分鐘 70 下，舉 80 年，手早就斷掉了。一般肌肉會累，心臟肌肉不會累。心肌的能量來自於我們吃的營養，以及來自血液中的氧氣。心肌細胞內質網裡有大量的「冰箱」儲藏這些食物，心臟是一邊吃東西、一邊做事的。人類在演化過程中，發展出特別保護腦跟心這兩個器官的機制，兩者都會固定囤積滿滿的能量。然而當腦跟心發現，存糧被吃到剩下一半，卻還沒有補貨時，器官會啟動自保機制，讓能量不足的細胞自殺，我們稱之為「細胞凋亡」。

　　在冠狀動脈阻塞、急性心肌梗塞的情況下，心臟自然缺乏足夠糧食，這時應該做的是「先打通血管」，而不是給強心劑、硬逼心臟繼續工作。這個道理看來簡單，那實際上呢？

　　休克患者之所以狂冒冷汗，是因為休克時，全身神經系統跟內分泌系統會啟動自我保護反應，將四肢、腸胃、腎臟的血管通通收縮起來，不讓血液過去，藉由調整血管阻力，直接把血送到三大生命器官「腦、心、肺」，導致身體週邊缺氧、出現冒冷汗的徵象。

　　這時患者如果再被加了血管收縮藥，增加血管阻力，四肢就會出現血流不足的情況。加護病房就經常出現患者的手指、腳趾黑掉的情形。內科醫師每天到加護病房查房，往往第一件事就是掀開被子、看看末梢枝幹的狀況。肢體壞死是加護病房使用中高劑量血管收縮劑常見的併發症，不是只有裝 ECMO 才會造成。

　　從這個公式 BP ＝ SV×HR×SVR，再來看「拉高血管阻

力」。增加血管阻力並不是一個獨立變項，它與心輸出量是連動的。拉高血管阻力的意思是「關水龍頭」，也就是讓心輸出量更低。藥物升高血管阻力有其極限，但心輸出量降低卻是可以直接降到零！

想像一下，假設比利時尿尿小童的小便量每次可以噴射 2 公尺遠，今天噴不到 2 公尺，你可以怎麼改善它？一是加大水量，另一個則是將小頭捏緊、變細，就能噴遠一點。把小便量比成心輸出量，尿尿小童捏緊小頭可以讓小便噴得夠遠，實際的小便量卻變少了。

● 冠狀動脈狹窄程度與流量關係

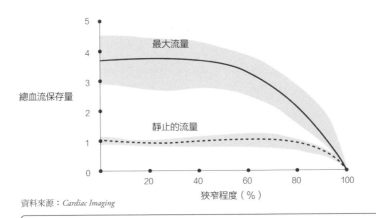

資料來源：*Cardiac Imaging*

70% 的狹窄以上，血流快速下降，且融通性迅速喪失。

挑戰臨床醫護人員對休克的處置習慣

既然心因性休克患者已經出現堰塞湖現象，心臟漲、肺水腫，水多到都往肺部回流了，為什麼還要灌水、輸液加點滴？臨床醫護人員的慣性想法是「頭暈、血壓低」，當然就是打點滴。後果是患者被給水、加輸液、給血管收縮藥之後，血壓當然會拉高，然而此舉是惡化心因性休克、惡化心臟表現的錯誤做法。

這樣的情況在冠狀動脈加護病房（CCU）內，醫護人員幾乎不會再犯這樣的錯誤，但在一些比較基層的醫療機構，還是偶見給休克患者打生理食鹽水點滴，結果出大事的新聞。

不過，矯枉易過正，現在 CCU 的問題反而出在讓患者體內水分太少、太乾，這在 VA 構型的 ECMO 管理上會出一些問題。畢竟血液容積不足時，ECMO 的流量也會不穩。

總之，對於心因性休克或低輸出量症候群的患者來說，ECMO 一裝，馬上就能解決心輸出量的問題，因為 ECMO 就是把靜脈血抽出來，換氧之後，再灌回動脈，心輸出量一定會上升，血壓也會同步升高。一次就解決了「心輸出量下降」、「低血壓」的兩個明顯症狀。

然而，ECMO 能否解決「心臟內部充填壓力上升」？很遺憾，ECMO 非但不能解決，還會惡化這個問題。關於這件事，隨後再細說分明。

　　　重返生死線 RETURN TO THE POINT

08

金鐘罩的致命弱點：血流混合點

　　前文提到，如果幫一個心因性休克患者裝上 ECMO，可立即解決心輸出量不足的問題，同時解決「心輸出量下降」跟「低血壓」的問題，卻無法治療「心內壓力大」，反而導致惡化。這是怎麼一回事？

　　當心臟收縮不好，左心房跟左心室的血液打不出去，產生了一個「堰塞湖」，裡面裝著滿滿的血，甚至還會逆流跑回肺臟。這時為了治療休克，維持身體血流灌注，患者被裝上了一台 ECMO。

　　大部分的狀況下，這些管路是裝置在大腿根部的動脈上。也有一些特殊的場合，例如開心手術中裝置 ECMO，管路可能是插在開胸傷口中的血管，但這是特例，其實如果不是原本就

有胸部傷口或是小兒患者，法國的專家建議 VA 構型的 ECMO
都裝在股動脈，也就是大腿根部的動脈上，記做 fECMO 或
pECMO，f 是 femoral（股部的）、p 是 peripheral（周邊的）
的簡寫。若是裝在胸部大血管，則記做 cECMO，c 是 central 的
意思。

● 冠狀動脈狹窄程度與流量關係

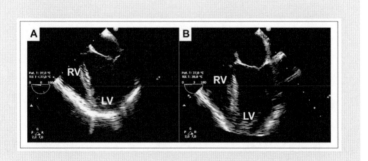

VA ECMO 裝上後，左心室反而變得更漲了。調降 ECMO
血流，反而可見心臟的體積縮小。左側是每分鐘 4 公升血流，
右測是 2 公升血流，可見左心室顯著縮小。

資料來源：《*perfusion*》, 2018

● 中心型與周邊型 ECMO

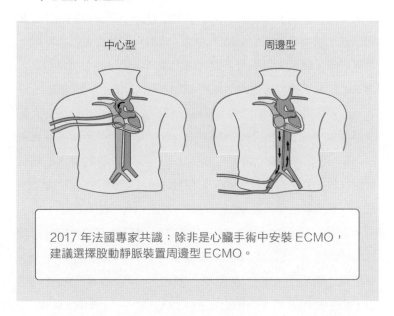

中心型　　　　　　　　　　周邊型

2017 年法國專家共識：除非是心臟手術中安裝 ECMO，
建議選擇股動靜脈裝置周邊型 ECMO。

　　無論 fECMO 或 cECMO，都在心臟出口的下游，嚴格說來
應該是左心的出口，就是主動脈瓣的下游。左心負責體循環，
是心臟最重要的部分，當我們說患者發生心因性休克，基本上
就是指左心無法泵出足夠的血液進入體循環。因為心臟在上游，
ECMO 在下游，兩者泵出血流方向相反。因此，ECMO 泵
出的血會跟左心室打出來的血在主動脈的某處「相撞」，表示
ECMO 的血流和心臟的血流，將會互為阻力。這個血流相撞點，
稱為「血流混合點」或「血流混合雲（mixing cloud）」。

倘若患者心臟完全沒有輸出血液，ECMO 成為體循環唯一的血流來源，血液由下往上送，供應全身，血流混合點就在心臟開口處。檢查患者血液中的氧含量，會發現即使患者並未呼吸，血氧含量（臨床上可以分為血氧飽合度和血氧分壓）仍然很高，因為此時身體的氧氣供應，僅有 ECMO 氧合器這一個來源。

此時，患者的肺通常都因肺水腫而狀況欠佳，但不論是好是壞，都將跟隨心臟的狀況惡化而漸失功能。然而並非每位 ECMO 患者的心臟功能都完全失去作用，大部分的患者心臟其實還在跳，只是功能比較差，這種較差的心功能也不是固定不變的，有時隨著治療，心功能會改善，當然也有可能會惡化。

隨著心功能的變化，血流混合點的位置也會變。患者心臟狀況好時，血流混合點會順著主動脈往下跑；心臟狀況不好時，血流混合點會往上跑。就像是心臟和 ECMO 在練太極裡的推手，四手相連互推。心臟力氣大（血流多），就推向 ECMO；ECMO 力氣大（血流多），就推向心臟。

這裡有個重點：ECMO 是機器，有無力氣全憑醫療人員操縱，心臟沒力時才會放 ECMO，而治療的目的就是希望心臟再次有力，所以一定希望這場「推手」比賽是由心臟勝出。醫師好比裁判，要掌握時機，一旦心臟勝出，就該停止比賽，讓 ECMO 退場。

ECMO 是患者另一顆心臟，卻也能使心臟更惡化

臨床上，有好幾種方式可以觀察這個「推手」現象。定性

的直觀方式，可以觀察血壓的脈搏變化；心臟來的血流有脈搏，ECMO 來的血流沒脈搏。前提是患者裝有「侵入性」的血壓監測管。如果要定量觀測血流混合點的變化，就要經皮或抽血監測耳垂與手指的動脈血氧，患者左右兩手的血氧含量會出現差異。由於人體解剖上，供應右上肢和右腦的血管離心臟比較近，供應左上肢的血管離心臟比較遠（也就是離 ECMO 比較近），左手因為大部分是由 ECMO 的血流供應、血氧含量較佳；右手血氧含量會變差，因為右手的血會含有從肺部而來、含氧較差的血流。

● 血流混合點

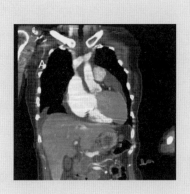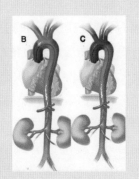

A：在主動脈根部，CT 影像可見左心室的「黑血」竄向冠狀動脈。
B：在升主動脈。
C：在主動脈弓，上肢可以測得血氧飽和度下降。

同理，VA ECMO 運轉時，下半身血氧數字很漂亮，上半身就會變差。監測身體不同部位的血氧，就能判定血流混合點的位置，甚至混合比例。

混合位置愈往下、心臟恢復愈好。如果心臟沒輸出，甚至主動脈瓣膜都不張開、就表示混合點往上跑，甚至跑到心臟出口。這種血流互推的現象，表示心臟與 ECMO 是互為阻力。這個「阻力」不是一個，而是兩個，心臟與 ECMO 各有各的阻力，這個是比較重要的臨床概念。在查房討論時，不要拉雜含混地只講「血管阻力」，要明確地指明是哪邊的阻力，才不會有雞同鴨講的狀況出現。

當 ECMO 開始運轉，對心臟來說，血管阻力就會上升，這裡的心臟不是正常的心臟，而是心因性休克患者的心臟，是因病受傷的心臟，對於阻力的上升特別敏感。心臟的血會更加打不出去，更多的血液會鬱滯在心腔內。ECMO 非但無法改善「充填壓」，還會惡化。前面說過，這會讓冠狀動脈更不容易把血液注入心肌裡，而當患者其他條件都恆定，ECMO 一開、心內壓力上升，堰塞湖現象會加劇，肺水腫變得更厲害，心臟內血液的含氧量會更差。由於冠狀動脈是動脈系統中最靠近心臟的（主動脈的第一對支流），常常就是由這些含氧不佳的血液經由冠狀動脈灌注心肌。此時，要想讓心臟恢復，實乃緣木求魚。

ECMO 可以解決低心輸出量、低血壓，都是很直觀地藉由提升循環血量來達成目標，但是沒辦法解決「心臟充填壓升高、心內滿出來的堰塞湖」。不但不能解決，還會惡化。之前提過血

液只要不流動，就會形成血塊。裝上 VA ECMO 後，如果只求漂亮的血壓、漂亮的血氧，以致 ECMO 在「推手」比賽大勝，讓血流混合點極端上升到心臟，甚至主動脈瓣膜張不開，心臟裡的血液無處可去，停滯在心腔裡，血塊就會可能在心腔中形成了。一旦心臟裡塞滿血塊，就幾乎注定完蛋。早期因為這個原因死了很多人。

● **急性心因性肺水腫的胸部X光**

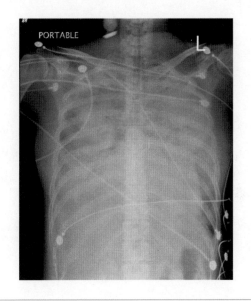

可見胸腔中心部的透視度下降，顯示血液淤積於肺部。

以其他技術幫助 ECMO 突破現有侷限

當循環系統的血液逐漸陷入「堰塞湖」內，殘餘留存在血管內的有效循環容積會愈來愈少，最終 ECMO 也會因引流不良、吸不到血，產生 ECMO 抖管、流量調不上去等問題。是以 ECMO 與心臟的推手比賽，即便 ECMO 最初贏了，但是其生理學上的變化，最後還是會回過頭來壓抑 ECMO 的功能。ECMO 的功能是依賴靜脈回流，只有吸不出的血、沒有打不進去的血，靜脈管永遠比動脈管重要，引流不好，泵血一定不好，ECMO 機器不能無中生有地變出血液。

ECMO 對於心臟、肺臟以外的器官，簡直有如神助！功能上，ECMO 可治療休克，把靜脈的血抽出來、打回動脈去，等於患者多了一顆心臟，多了很多含氧血流，維持全身重要器官灌注。但 ECMO 對心臟、肺臟未必比較好，除非加上一些其他的東西來解決，例如主動脈內氣球幫浦（intra-aortic balloon pump，IABP）、氣球心房中膈造口術（balloon atrial septostomy，BAS）等技術。這算是 VA ECMO 的一個終極極限。這本書正是要教大家怎麼去駕馭這個缺點。

這時患者需要的是「左心去負荷」，第一要務是將死腔，也就是「堰塞湖」中的血液容積引流出來，這是 VA ECMO 治療成功的樞紐。

● VA ECMO 的管理重點

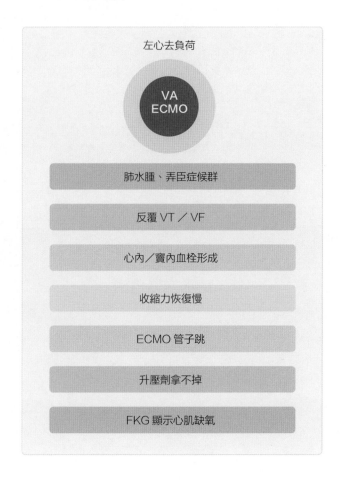

從地獄來的人

一般人可能無法體會，ECMO 團隊面對的都是「從地獄來的人」，很多是被認定根本救不活的。

有位產婦生產完後發生羊水栓塞，子宮出血不止，婦產科又拿掉她的子宮，併發了凝血不良，傷口內的所有地方還在持續滲血、止不住，同時出現休克、低血壓、心律不整，紛至沓來。羊水栓塞是分娩過程中羊水進入母體血液循環，引起的肺栓塞，或免疫風暴導致出血、休克等等的嚴重分娩併發症。

這位產婦很年輕，人生剛開始，所有人都想全力以赴救回這條生命。主刀醫師先用大量紗布充填腹腔，暫時抑制出血，而不汲汲地用外科方法止血，這是對的。當發生的是凝血系統因免疫反應而過度消耗的內科出血，就是所謂的「血管內瀰漫性

凝血（disseminated intravascular coagulation，DIC）」，意圖用手術方式止這種血是不可能的。此時，我為這位產婦放了 VA ECMO，先維持住生命徵象，再尋求重建患者的凝血功能。

羊水栓塞本來就凶險，放了 ECMO，人醒了、氣色還好，但還是不停出血，如果不儘快想出有效止血方法，這位產婦還是撐不了多久。

當時，產婦用的是最新型的氧合器，30 分鐘後氧合器冒大泡泡，這種氧合器裡的換氧膜（氣體交換平面）上鍍的擴散層（diffusion layer）特別厚，經驗顯示，這個廠牌的氧合器應該可以使用三個星期以上，也不會有血漿滲漏冒泡泡的現象。但是才30 分鐘，粉紅泡泡就在我的眼前開始滲漏了，這很明顯是產婦體內發生免疫風暴，得趕快更換氧合器加上血漿置換，把產婦體內充滿發炎因子的血漿洗出來扔掉、換上別人的乾淨血漿。雖然有 ECMO 的支持，加上積極輸血與補充凝血因子，最後這位產婦仍因多器官衰竭不幸過世。

希望治療疾病，而非併發症

如果一個患者是因為急性心肌梗塞進醫院，因併發心因性休克而裝上 ECMO；跟另一個患者依照計畫好好地在做心導管手術，手術到一半卻因為併發急性心肌梗塞裝上 ECMO，兩相比較下，雖然都是急性心肌梗塞，我們當然希望選擇前面的患者。因為 ECMO 團隊都希望治療的是「疾病」，而不是治療「併發症」。這是 ECMO 治療的一個特點：因「疾病」展開 ECMO

治療，和因「併發症」而展開 ECMO 治療，發生「後患」的機率大不相同。

ECMO 可以救命，也可以是無效醫療，端看選擇哪種病患、選擇哪種適應症來放而定。「患者選擇」是 ECMO 治療的成功基礎。治療結果的比較基礎是相同的適應症，如果只看 ECMO 適應症當中的心肌炎跟藥物中毒，那我的 ECMO 成功率高達九成。若針對急性心肌梗塞、開心手術後併發症、急性呼吸窘迫和 ECPR 適應症，臨床結果就相對差很多。有些機構幾乎只針對猛爆性心肌炎患者使用 ECMO，治療結果也會比較好。不同適應症的構成之間無法比較。以圍棋為例，你和張栩對弈的勝率，與殺我這種臭棋的勝率當然不同。

另一個意思是，要讓 ECMO 成功率明顯上升，只要把 ECPR 整塊挖掉就好了。醫界已經很清楚 ECPR 的成功率是最低的，目前國際體外維生組織（ELSO）建議，只有熟練的 ECMO 團隊才適合執行 ECPR。

ECPR vs. CPR

ECPR 指的是「在 ECMO 輔助下進行的心肺復甦急救術」，在臨床戰略上屬於病情不明、先救再說的緊急狀態。

林口長庚醫院急救醫學部曾做過一個統計：如果有一個人忽然心臟停止、倒在路邊，這個人被 CPR 急救的預期存活率有多少？結果顯示，若路倒的民眾住在桃園，存活率小於 1%。而根據臺大醫院的統計，若民眾路倒在台北市，存活率平均 5.6%。

有趣的是，根據臺大急診部與台北市消防隊的研究，一個人發生猝死情況的存活機率，跟該處的房價有正相關。其中，住在大安區、信義區，存活率 6.8%，住在萬華區最差，只有 4%。其他縣市的數字分別是新北市 2%、縣市未合併之前的台中市 5%、台中縣 1.1%。

● 2015 年高級心臟救命術更新的五大重點

1 **血管加壓素，out ！**：不再建議使用血管加壓素，使用腎上腺素即可。

2 **使用超音波確認氣管內插管**：建議使用超音波確認插管位置。

3 **不能電，快給藥！**：當心電圖呈現不能去顫之心率（如無脈搏電氣活動，PEA）時，儘快給予腎上腺素。

4 **CPR 時要用純氧**：更強調在 CPR 時使用純氧，但在急救後要記得調降。

5 **ECMO 是另一可能選項**：當臆測病因可逆，使用 VA ECMO 急救是另一選項。

資料來源：美國心臟學會

● ECPR 的適應症

納入 ECPR 標準 （每一項都必要）	• 有目擊者的循環停止 • 第一時間開始急救 • 年齡小於 75 歲 • 專業 CPR 10 分鐘，循環仍未恢復
排除 ECPR 絕對標準 （有一項就夠了）	• 嚴重的已存疾病（末期癌症、器官衰竭等） • 已存的認知障礙／腦損傷 • 心臟停止已超過 1 小時
排除 ECPR 相對標準	• pH 值小於 6.8 • 血中乳酸大於 15mmol／l
即使有排除標準，仍可執行 ECPR	• 低體溫狀態

　　北歐的瑞典非常重視 CPR，政府花了二十年時間，訓練所有成年人都學 CPR，每個學過急救的人手機裡都裝有一個 CPR App，見到路倒之人時，只要按下附近的緊急鈕，50 公尺內裝有這個 App 的人手機會發出警報，馬上會有人來救援。瑞典花了二十年訓練公民，結果預期的醫院外 CPR 存活率也只有 10%。

　　CPR 存活率這麼低的原因，不是因為 CPR 做不好，而是「做得再好也沒用」。大部分 CPR 的心輸出量遠遠少於 2.2 公升，根本不夠身體所用。

　　大範圍心肌梗塞導致休克的患者，在 1990 年以前死亡率高達八成，如今約五成。若是到院前心肺功能停止（OHCA），死亡率仍是八成，只有不到一成的 OHCA 可以存活超過一個月。日本的研究，對 OHCA 病人，在 CPR 時放上 ECMO，維持良

好的心輸出量，確實是拉高存活率的做法，ECPR 存活率可以到三成。

● 瑞典的手機召喚救命者模式（NEJM）

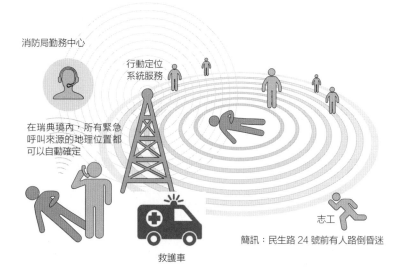

消防局勤務中心

行動定位
系統服務

在瑞典境內，所有緊急
呼叫來源的地理位置都
可以自動確定

志工

簡訊：民生路 24 號前有人路倒昏迷

救護車

當勤務中心收到有人需要急救的通報，便透過行動電話定位系統，同時通知最近的救護車，以及附近受過 CPR 訓練的志工前往支援。

CPR存活率這麼低的原因，不是因為CPR做不好，而是「做得再好也沒用」。大部分CPR的心輸出量遠遠少於2.2公升，根本不夠身體所用。

大範圍心肌梗塞導致休克的患者，在1990年以前死亡率高達八成，如今約五成。若是到院前心肺功能停止（OHCA），死亡率仍是八成，只有不到一成的OHCA可以存活超過一個月。日本的研究，對OHCA病人，在CPR時放上ECMO，維持良好的心輸出量，確實是拉高存活率的做法，ECPR存活率可以到三成。台灣的某些醫院如臺大與「以前」的北醫，在急診室對OHCA患者施行ECPR，存活率可以達到38%。

近年有些大規模研究探討，是否在醫院內以ECPR全面取代CPR？但目前的結果仍不建議這麼做，正式的學會建議只有熟練的團隊適宜開展ECPR。

ECPR操之在我，CPR操之在患者

傳統CPR的順序是先呼叫，判斷休克者的意識狀態，要是沒意識，頸動脈摸不到脈搏，聽呼吸，就可以開始按壓心臟按摩。以前是口訣為ABC，建立呼吸道、通氣，才開始按壓；現在改為CAB，頸動脈沒脈搏就可以直接壓、用力壓，不一定要用口對口人工呼吸。

CPR每次壓胸速率，每分鐘要超過100下，每次壓胸的深度要超過5公分。如果壓下去，頸動脈可以摸得到脈搏，急救品質就會好。如果壓胸之後心臟還是不跳，就繼續心外按摩，

直到患者的心臟自發性有足夠心輸出量，摸得到脈搏才會停止CPR。然而，傳統CPR能製造出來的心輸出量和血壓都是不夠的，根據統計，只有不到10％的患者能在急救過程中達到足夠的血壓。

使用傳統CPR心外按壓，有時急救再久、心臟按到破掉，也救不回來。ECPR只要把管子放上去，按下開關開始運轉，CPR就停止。只要醫療人員熟悉操作、運送跟插管技術，在15-20分鐘之內放好ECMO是合理的，大幅縮短急救時間。這就是ECPR重大優點：ECPR操之在我，傳統CPR操之在患者；而「我」可以藉演練與經驗愈做愈快，愈做愈完美。

ECMO一開始運轉，第一件事就是保護腦子，觀察瞳孔，測量「格拉斯哥分數（Glasgow Coma Scale，GCS，神經學恢復重要依據，比方自動睜眼4分，有語言反應5分，有肢體運動能力6分）」，不滿意就開始低溫治療。有ECMO輔助的急救，腦神經功能的恢復會更好。

2014年，針對七十多家日本醫院所做的大型研究SAVE-J（Study of Advanced cardiac life support for Ventricular fibrillation with Extracorporeal circulation in Japan），比較了ECPR與CPR存活率。結果發現，有做治療性低體溫，半年後患者神經學預後比較好。然而治療性低體溫不單單只有可保存器官的好處，也有破壞凝血功能、破壞腸胃道功能的缺點。因此，低體溫的做法必須很謹慎，不可過度降溫，也不可回溫過頭，醫生要專心在旁邊盯著核心體溫。

醫師當然希望患者不只生命被救回來，還要認知功能好、腦袋清醒，可以繼續工作。然而，每個患者的預後可以預測，不能斷言，沒有醫師是做好成本效益再去救人的，你沒時間當哲學家，都是按照 SOP 去做。

● **急救後的治療性低溫，是目前僅有的神經學恢復手段**

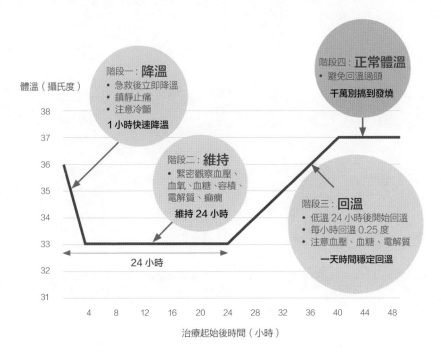

資料來源：美國心臟學會

10

時間就是腦子

　　ECMO 還有一個特殊的用法，稱為「ECPR（ECMO assisted CPR）」，也就是在 ECMO 支持之下所進行的 CPR，讓 ECMO 不只治療疾病，也治療一個「狀況」。

　　意思是說，CPR 在台灣，雖然每位在醫院內的醫護人員都被訓練會操作高級心臟復甦術（ACLS），醫院的工友、打掃阿姨也都學會了基礎復甦術（BLS），一旦發生緊急心跳停止（OHCA）狀況時，CPR 能夠被救回的比例仍然偏低。根據台灣急救加護醫學會秘書長、輔大醫院急診暨重症醫學部主治醫師哈多吉醫師的報告，醫院外心跳停止的一個月存活率，平均只有2.7%。

　　2008 年底冬天，有位 72 歲老太太，被家人發現昏迷在地，

送到醫院時體溫只剩下不到 29 度，心跳不到 30 下，幾乎量不到血壓，呈現休克狀態。原來，老太太有糖尿病病史，因為血糖控制得不好，換了新的血糖藥，結果新藥將血糖控制得太好、變成低血糖，導致昏迷，家人返家後才發現她已凍僵在地上。

如果今天一個急診患者體溫 29 度，血壓、心跳都正常，意識還可以，是不需要用到 ECMO 的，只要幫患者蓋被子、吹暖風、全身敷滿熱水袋，或是手腳按摩，都可以幫助升溫。然而，這位老太太的血壓已經量不到，心跳非常慢，用力叫她、捏她，眼睛只會動一下，血壓都量不到了，低血糖休克合併極低體溫，急診主任找我來看，當然趕快上 ECMO。不到 24 小時，老太太體溫恢復正常、意識回來了。ECPR 讓被凍僵的人起死回生。

ECMO 拿來治療低體溫，這還是台灣第一例。後來，健保給付 ECMO 適應症就加上了「極低體溫」（核心體溫低於攝氏 30 度）這一項。然而台灣的環境，低體溫患者極少，現在更常見的是用 ECMO 來製造低體溫，叫做「治療性低體溫（Therapeutic hypothermia）」，目標為「減緩新陳代謝、保護腦細胞」。有些證據顯示，以 ECMO 合併治療性低體溫輔助的急救 ECPR，患者腦袋恢復會更好，不但如此，甚至是各種低體溫治療場合中表現最好的。

低體溫輔助急救可以改善神經功能恢復的概念，在上個世紀末就被提出了，2013 年曾列入美國心臟學會對急救後處置的建議中。為了保全急救患者的腦子，愈來愈多醫師使用低體溫療法。

以執行醫療項目的成本效益考量，傳統 CPR 做一次，健保局只要給付醫院 150 元，超便宜；如果急救動用到 ECPR，則要給付 ECMO 的錢。然而，傳統 CPR 救回來的患者，倘若因此功能損傷、不能工作的話，日後生活照護花費金額是不成比例的高。如果 ECPR 將患者救了回來，功能好、意識清醒腦袋好的話，ECPR 會不會比較省錢？對此，日本人還真的做了研究，發現如果急救當下成功，認知功能回復良好的患者，總體開銷 ECPR 比傳統急救省錢；如果急救失敗，患者當下就死了，則傳統急救比較省錢；如果急救成功，命保住了，但是認知神經功能恢復不良的患者，無論哪種急救方式的開銷都高得多。

ECPR 攸關患者神經學預後好壞

如果患者需要急救，差個一兩分鐘，腦子、人生、金錢，有跟無，就在那幾分鐘決定。所有證據都指向，ECPR 速度攸關預後好壞，尤其是神經學預後，決定了患者未來的生活品質。因此若患者預估可能要急救，且看來目前治療無法挽回頹勢，可以不用等到急救再放 ECMO。晚放不如早放，這觀念慢慢已經開始形成。

當從心臟往身體泵出的血液變少到一定程度（心臟指數 CI 小於 2），身體的血就會不夠用。當一個人全身循環灌注不好，第一個受影響就是腦。按照脆弱度來幫器官排名，第一名是腦細胞，只要 5 分鐘，在一滴血都不給的無氧狀態，腦細胞就會開始死掉；第二名是腎臟細胞，25 分鐘不給血液，腎臟細胞開始死掉；第三名才是心肌細胞，約 30 分鐘。

所以，一個患者心跳停止，若沒超過 5 分鐘，腦袋能甦醒，估計他的腎功能不會有大問題。如果休克患者的腦袋能活，腎臟大概沒問題；腎臟能活，心肌大概沒問題。

　　1999 年，知名的「SHOCK」研究斷定一件事：在心肌梗塞狀況下，跟其他療法比起來，真正改善存活率的方法就是「早期打通阻塞的冠狀動脈血管」，以維持腦、心、腎、腸胃、肌肉等靶器官的灌注充足。這正是為何當一個人休克時，醫學上強調「D2B 90 分鐘」的緣故。

　　D2B 是 door to balloon 的簡寫，亦即從急性心肌梗塞患者被送進急診室，到進行心導管治療、用球囊將冠狀動脈疏通，必須在 90 分鐘內完成，目的是為了降低急性心肌梗塞的心肌損傷範圍。D2B 時間愈短，當下心肌細胞缺氧的損傷範圍，以及未來會細胞凋亡的範圍就愈低。

　　ECMO 搭配低體溫進行急救，心肌細胞、腦細胞消耗存糧的速度就會變慢，ECMO 可以大流量供應全身細胞，償還氧債，讓全身重要器官損傷範圍小、恢復正常功能機會高一些。

對 ECPR 來說，時間就是腦子，時間就是心肌！

　　2012 年的「IABP-SHOCK 2」研究，得出「ECMO 搭配使用主動脈內氣球幫浦（IABP）並無改善神經預後」的結果。然而，2014 年的「SAVE-J」研究，是由日本七十家醫院大規模樣本中，針對到院前無心跳（OHCA），初期有心室性心博過速（VT）、心室纖維性顫動（VF）的患者，以 ECMO 輔助做急

救的 ECPR 研究。結果顯示，搭配治療性低體溫合併使用 IABP 者，在 1-6 個月內的神經學預後狀況，比起使用傳統 CPR 急救者有明顯改善。

● 2014 年 SAVE-J 研究成本分析

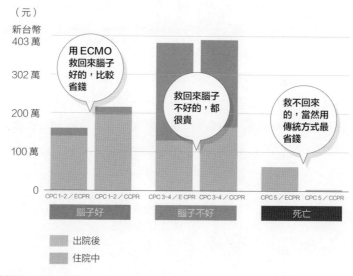

資料來源：Atsugi, 2014

> 雖然我們知道 ECPR 的成本趨向，但是醫者不是先知，
> 人命也不是貨品，無論怎麼做，救了嫌昂貴，不救嫌殘忍，
> 這個世界從來不缺事後諸葛亮。

ECMO 搭配下的低體溫療法是「可控狀態下的低體溫」，有醫師、儀器在旁監測，並不是隨便讓患者過度低溫或過度回溫。一個人要是失溫到攝氏 30 度以下，心臟大概剩下每分鐘十幾、二十跳，類似冬眠狀況。體溫低於攝氏 28 度，心臟就不會跳了。有些人心臟弱一點，體溫降到 32 到 34 度，心臟就會開始亂跳。心律不整的患者需要用電擊急救，但體溫低於 30 度是不用電擊的，因為也電不回來，心臟絕對亂跳。一定是讓患者先回溫到 34-35 度以上，才使用電擊急救。

我在施行 ECPR 時，終點就是讓 ECMO 運轉，保護腦子，觀察瞳孔，評估意識分數，也就是「格拉斯哥分數（GCS）」。若意識分數不滿意，馬上著手做低體溫治療，這是 ECPR 後的第一動作。

● 昏迷指數總表

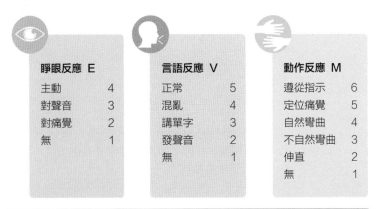

睜眼反應 E		言語反應 V		動作反應 M	
主動	4	正常	5	遵從指示	6
對聲音	3	混亂	4	定位痛覺	5
對痛覺	2	講單字	3	自然彎曲	4
無	1	發聲音	2	不自然彎曲	3
		無	1	伸直	2
				無	1

昏迷指數分數加總　15 分正常　13-15 輕微　9-12 中度　3-8 重度

資料來源：照護線上

分秒必爭跟老天借時間，卻仍有人為延遲可能

上 ECMO 之前，要花時間的事不勝枚舉，比方「第一線醫生的決心」。因為患者極可能不是心臟血管外科的患者；即使是，主治醫生也未必是我，原主治醫師要不要下定決心放 ECMO 是需要時間的。考慮的時間長短、與他熟不熟悉 ECMO 適應症有密切關係；醫師下決心後，通知 ECMO 團隊也需要時間；ECMO 團隊趕往現場要時間；家屬「知情同意」要時間；安裝 ECMO 更要時間。這些動作要建立能夠同步進行的方案，千萬不要串聯做、而是並聯做，以爭取時效。

畢竟，ECMO 團隊成員不可能每個人都住在醫院旁邊，有時家屬也會遲疑許久、下不了決心。有志從事 ECMO 的醫療人員，不會因為最後家屬不同意放 ECMO 就抱怨白跑一趟。在病家尚未同意，還在病情解釋的時候就集合團隊、準備器材，目的是為了減少患者休克或急救的時間，因此就算最後病家拒絕治療，大不了全員解散、再回家睡覺，無需掛心。

比較麻煩的是第一線醫師的猶豫不決、優柔寡斷，找了 ECMO 團隊，又覺得病情似乎好了點，等到大家解散各自返家後 20 分鐘，又說病情變差，又需要 ECMO 了，這種狀況我們還是會出動的。

　　　重返生死線 RETURN TO THE POINT

避開麻煩，就不用處理麻煩

ECMO 管理的首要原則一直都是遠離危
機，而非處理危機。聽起來很像廢話，但
卻非常重要，一開始沒有去找麻煩，後來
就不用去處理麻煩。

3

11

拜託，右腿留給我！

常看醫療劇的人會發現，每當出現手術畫面，主刀醫師都站在患者右邊。這是外科的習慣站位，因為大多數醫師都是右撇子，雖然也有人天賦異稟可以左右開弓。右撇子外科醫師主要練的是左手的技術，右手拿刀、左手拿鑷子，左手輔助右手。因此不管患者以哪邊股血管插管，醫師可以永遠站在患者右側邊。這在心導管室裡更是鐵則，患者左側是螢幕，沒空間讓人站。

在心導管室幫心內醫師放 ECMO 的時候，我們都會先預告：「拜託，右腿留給我！」放 ECMO 要插兩根管，動脈管（注入管）的插入不必太深，10-15cm 就夠；靜脈管（引流管）要深入到乳頭高度，而右側的靜脈比較直，這是我們慣從右腿插管的重要原因。此外，十個醫師有九個半都是近視眼，過了五十歲要再

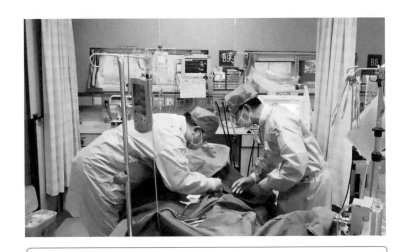

ECMO 插管拔管的過程，對於醫師的腰是一大折磨，主刀對面的助手會輕鬆得多。圖左為曹乃文醫師。

加上老花因素，又是站在患者右側，選右側腿才看得清插管的動靜脈，腰也不必太彎。

VA 構型的 ECMO 是靜脈引流、動脈注入，意思是從靜脈管把患者的血抽出來、再從動脈管讓血進去。雖然沒有人規定兩根管子要放在同一條腿，但為了管理照顧上的方便，我會將兩個管子放在同一條腿，這樣護理業務也比較好執行。必要時，我會放上「下肢保護管」，把血液往腿下送，解決因插管造成動脈阻塞、下肢缺血的問題。

插管是 ECMO 的基礎，插管插得好，則併發症少，ECMO 功能就會好。ECMO 插管的目的是，為了容許適當的流量與壓力，預防出血與缺血。ECMO 管理的首要原則一直都是遠離危機，而非處理危機。聽起來很像廢話，但卻非常重要，一開始沒有去找麻煩，後來就不用去處理麻煩。

插管選擇複雜考量

理想中的 ECMO 插管，管子細卻流量大、阻力低，管子好插不滯澀，有抗血栓功能，插管材質不會活化炎症反應，且插管與血管穿刺孔是密合、不滲血的。事實上，插管可能的危機是流量與管徑不匹配、出血跟下肢缺血。因為每條管路的口徑不同、各有其流量與壓力曲線，在愈小的管子裡增加流量，壓力上升比較高；若在大管子裡增加流量，壓力上升比較低。又因為每位患者體重不一，醫師必須判斷該給患者多少流量，60 公斤跟 100 公斤的人流量當然是不同的。

插管放在身體的哪裡呢？目前有「中心插管」跟「外周插管」兩種。前者多是在心臟手術中裝置 ECMO 的患者，或是小兒患者，可以直接插在心臟大動脈上，或是放在肩膀鎖骨動脈下。外周插管是指放在大腿股動靜脈上。（詳見第 109 頁）

2017 年，法國心因性休克專家共識已經做了選擇，強烈建議 ECMO 使用「外周插管」。當然這不代表你一定要遵循指南，但遵循指南的好處是你不必再深究解釋原因，指南本身就是臨床上如此處理的原因。

醫學指南（Medical Guidelines）

自古以來，有經驗的醫師與醫學教授將臨床經驗記錄下來，以供其他醫師執行治療業務時參考，這是醫療中重要的傳承方式。中醫至今甚至還參考千年以前的臨床建議。

現今西醫醫學指南對於臨床問題的處置建議，多由重要的醫學會針對臨床業務的特殊專題，彙整最新的科學研究後，集合該領域的專家討論後刊行，且定期更新。為免某些建議的科學證據不足或仍有爭議，也會在建議的同時標明證據強度與建議程度。理論上指南並非金科玉律，而且也會隨時間而改變，卻代表了當時的「正確」處置標準。

現代的執業醫護，都應熟知自己業務相關的指南內容。如果研究成果能夠被引用並改變現行的指南，對醫師而言，是莫大的榮耀。

三種插管方式優缺點

插管的方式有目前台灣主流的「切開」、我常用的「經皮」，以及日本盛行的「半切開」法。插管法各有優劣，臺大醫院常用的是切開法，患者休克進行急救，切開皮膚，游離出股血管，找

到合適的位置插管。切開傷口一定會流血，運轉 ECMO 要給抗凝劑，傷口也一定會滲血，滲血就要有人去止血，消耗人力和時間，這是大團隊的做法。

切開法的優點是不會放錯血管，可以用較大的管子，可以在床邊拔管，缺點是 90% 必須放在遠端灌注管，防止遠期血管併發症。因為人類的血管就像含羞草一樣，你去摸它、動它、捏它、分它，它就會縮起來，即使選擇的插管口徑並不大於動脈直徑，但在血管收縮的狀況下，還是會造成下肢血流不足。

當患者低血壓，甚至心跳停止休克急救的時候，此時切開傷口，一滴血都不會流，血管非常好找，連肉都是慘白色的。一裝上 VA ECMO，循環血壓恢復，傷口馬上開始出血，迅速積成血池子，有時候就必須花 2、3 個小時慢慢止血，這時原本應該迅速進行的下一個步驟就只好延遲。ECMO 有時不是只放 1、2 天，有時甚至是 1、2 個月。用切開法置管，為免血液自插管與血管的縫隙間流出，幾乎都會用縫線束緊插管，再加上用塑膠管、尼龍絲帶纏繞血管。時間久了，血管壁就會壞死。外科醫師的手雖然都很巧，但是拔管時縫線勒緊，有時會把整個血管切斷，就像用線切豆腐一樣。為避免血管壁承受過大張力，拔管時捨棄原有的荷包縫線，重新修補插管所造成的血管破洞時，還是不知道眼前血管壁的狀態是像花枝還是像豆腐，就算手很巧、連豆腐都可以縫起來，但豆腐裡面是要走血流的，而且是動脈壓力的血流，血管壁材質脆弱，終究會出問題。

用切開法放 ECMO 管子時，在血管上戳一個洞放管子，能

夠保證血管邊緣跟管子之間密合不出血嗎？答案是沒辦法。這個位置會接受 ECMO 供給的大量血流，血壓特別高，特別容易滲血。因此外科醫師必須要縫一個「荷包」，將血管和插管兩個管子勒緊，但是血管一拉、就被窄縮了，動脈一狹窄，或許會造成下肢血流不足，但是我的經驗這種狀況比較少，也不太會立即出問題。但是靜脈則不然，拔管後靜脈一狹窄，腳馬上就會腫，很容易形成深靜脈血栓。很多 ECMO 患者最後都是腳上的血塊往上跑，掉到心臟裡，卡在肺血管，演變成肺栓塞。除了插管子長期泡在血管血液裡面，容易產生血栓之外，有時就是拔管時造成靜脈狹窄所致。

● 切開法置管的方法

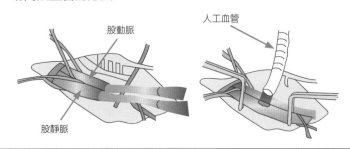

股動脈

人工血管

股靜脈

股動靜脈手術的技術有其門檻，採用這種方法，必須有心臟血管外科醫師的參與。

研究顯示經皮法併發少、存活好

另一個 ECMO 插管的方法是經皮法，「經皮」插管的意思是用薛丁格技術（Seldinger technique）插入 ECMO 管，拿針經皮穿刺到血管內，確認回血，放導絲，管子順著導絲戳進血管。經皮不會有傷口，不大會出血，沒有那麼多併發症要處理，是比較適合小團隊的做法。經皮的優點是插管的速度最快，可以在床邊插拔管，缺點是插管的尺寸較小、必須留意下肢缺血的問題；以及無法在直視下辨別血管，經驗較少的醫師有時有插錯血管的問題。在急救時無法觸及股動脈脈搏時，運用經皮插管更是一大挑戰。雖然 ELSO 指南的建議是在 ECPR 時使用經皮插管，但 2020 年初我遇到現任歐洲維生組織主席艾倫·孔貝斯（Alain Combes），他分享自己的研究顯示，經皮插管的 ECMO 患者，不但插管併發症較少，甚至存活率也比較好。

半開法是日本人的常用做法，切開皮膚，只要看見血管位置就可以插管，不用把整個血管游離出來。半開法的優點是插管速度比切開快，但拔管時仍需要把血管分離出來，而且只要切開真皮層，還是會有出血的麻煩，我不覺得這是個好的做法。

到底插管要用切開、半開還是經皮好呢？台灣目前的插管主流方式是切開，我的想法是，「每個人做自己熟悉的事就好」。如果你要會切開皮膚、分出股動靜脈，接著插管，沒有受過長期外科訓練的人是做不來的。但是穿刺這件事，拿針穿刺到血管、放導絲、放管路，是在血液透析、心導管介入時都需要使用的技術。擁有穿刺技術的人很多，腎臟科、加護病房、放射科、外科

醫師都會，可以經皮插管的人多。如果堅持要切開，那只有像台灣現在，ECMO 得由心臟外科主導才做得來。但現在的台灣醫界，ECMO 技術在逐漸擴散，心臟科、重症科都在嘗試參與，不再只是心臟血管外科的專利了，插管技術應該也要擴散，我們的經驗已經證明，經皮法快速、安全、好管理。

● 插管方式的比較

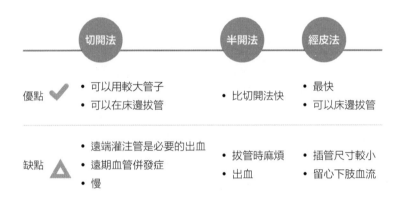

至於插管位置、插管方法，與患者存活率的關係，目前研究發現，插管的位置（外周、中心）不影響存活率，兩者在統計上並無顯著差異。插管方式（切開、經皮）的比較：30 天存活率的研究，經皮優於切開。置管處感染的比較結果，則是經皮優於切開。關於下肢缺血的研究，切開與經皮並無統計上顯著差異。

在醫療上，如果 A、B、C 三種方法的統計數據沒有差異，我們就會選擇最方便、最簡單、侵入性最小的方式。雖說這是原則，但沒有強制性，我建議用自己最熟悉、最有把握的方法來做。

● 插管造成心臟破裂，產生心包填塞的心臟超音波影像

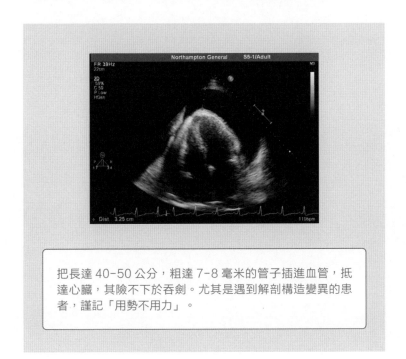

把長達 40-50 公分，粗達 7-8 毫米的管子插進血管，抵達心臟，其險不下於吞劍。尤其是遇到解剖構造變異的患者，謹記「用勢不用力」。

插管步驟、選管原則與插管地點

插管時，我非常依賴超音波，因為要看血管大小及位置。不只是為了選管，對於穿刺法來說，明確的血管走向和血管品質也有助於安全的置管。我的步驟如下：

步驟一、先做血管超音波，確認股動靜脈深度、血流、管徑跟鈣化狀況。

步驟二、股總動脈高位穿刺。股總動脈上有所謂的穿刺「安全區」，也就是動脈與坐骨（ischium）重疊的那段區域。太高會不易止血，太低容易造成下肢缺血。穿刺時，針頭與皮膚呈45度角，大抵在鼠蹊皮膚皺摺處下針較好。在我看來，平時加護病房或導管室做股動脈穿刺的位置都偏低了，易有下肢缺血危機。

步驟三、使用 Terumo J 頭 150 釐米泥鰍導絲。ECMO 插管套包中，本來就有附上鐵導絲。根據我的經驗，Terumo 導絲比較會尋路，不容易在血管裡頭打折，也不容易傷害血管。這正是完美插管的重要指標。

步驟四、穿刺→上鞘→進導絲→退鞘插管。標準薛丁格技術操作。不要省略上血管鞘的動作，這有三大好處，包括基地穩，不怕導絲滑脫；可以抽血檢驗，確定血管正確（避免把動脈管插到靜脈）；退鞘插管通常 1 分鐘內可以完成。

步驟五、裝了穿刺針和血管鞘的「戰鬥包」，請灌注師多準備幾個放在辦公室、急診室、加護病房，以備不時之需。通常我一到現場就是先打上血管鞘，等家屬知情同意手續完成，馬上退鞘插管，爭取時間。

步驟六、別忘了插管前要給抗凝劑。一般來說，成人給 5,000 單位肝素，體型特殊或者之前因其他原因已給過肝素，可再斟酌劑量。相關特殊考量也可以參考 ELSO 的紅皮書第七章。

● **插管重要提醒**

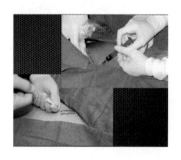

強烈建議在穿刺前先用血聲位，並用筆在皮膚上做記號。

當懷疑是否扎進正確血管，抽血做氣析。

正面對穿刺，視線、穿刺針和血管成一直線，不要低位穿刺或斜刺，避免產生麻煩。

插管常見問題有以下四點：

• **摸不到脈搏怎麼辦？**在血管超音波直接指引下做穿刺（用無菌袋包裹超音波探頭直接在穿刺針頭前方指引）。血管狀態不明時，就用 15Fr 動脈管。

•**患者腹部肥胖者，容易低位穿刺怎麼辦？**在超音波指引下，請人幫忙把患者大肚腩往上推，避免把管子放到股淺動脈，造成下肢缺血。

• **動脈、靜脈分不清楚怎麼辦？**當動靜脈血一樣黑的時候，分不清楚動脈、靜脈。此時，從鞘裡抽血去做血氣檢查。急救的當下，血氧飽和度大於 60％則一定是動脈。

• **插管插不進去怎麼辦？**有時是插管側孔卡住皮下組織，要做適當的傷口擴張。有時是插管進入身體的角度錯誤，導絲在皮下彎折，此時強將插管往前推，則導絲會更加彎折，更加向後退出血管。一旦導絲掉出血管就危險了。此時要把插管退出來，導絲拉直，再向內送，改變角度後再嘗試進管。為免拉直導絲時不慎全部拉出，要熟悉導絲長度，拉直時保留 20 公分留在血管內。

選對管子可避免併發症

插管的大小選擇是一門高深學問。插管半徑強烈影響到阻力與流量。插管內徑 15 到 19 Fr，每增加 2 Fr、在同樣壓力下可以增加 60% 的流量。（插管導引管內徑單位為 1 Fr = 3 公釐，1 公分 = 30 Fr）成人最細的管為 15 Fr，等於直徑 5 公釐，相對於 19Fr 的插管，容許流量在理論上相差 1.5 倍。然而絕不是管子愈

大愈好用，紅皮書選管指引在第三版之前都建議，患者體重若達70公斤以上就要用19Fr插管。事實是你若真選了這個尺寸的插管，保證常常要跑地檢署。

選擇動脈插管起碼有兩個面向要考慮，其一是「按管插管」，我強烈建議插管前要用超音波檢查血管直徑，先了解血管粗細再來選管。這樣的做法符合「避開麻煩，而不是去處理麻煩」的原則。如果患者的股動脈直徑小於6公厘，你還要放19 Fr，必然阻塞血流，下肢缺血。這就是自找麻煩。紐約的哥倫比亞大學附設醫院（ELSO認證的白金級ECMO中心）指出，放較小的插管，依然平均可以提供3.2公升／每分鐘的流量，與放較大的ECMO插管相比，存活率並無差異。

2015年，發表於最受推崇、胸腔心臟血管外科權威雜誌JTCVS，由美國紐約哥倫比亞大學長老會醫院高山醫師的研究「較小ECMO動脈插管的可行性」指出：

定義：較小ECMO動脈插管 = 15Fr插管

1. 15Fr插管可以提供每分鐘3.2公升的流量，而且出血較少
2. VA ECMO的存活、乳酸，以及血栓事件皆與動脈插管尺寸無關

另一個面向是「按需插管」，依據患者休克的程度、體型、血壓等，推估患者裝上 ECMO 後需要增加的流量，也就是需要增加的心輸出量，再依需求選擇插管。看起來很直觀、很容易理解，然而愈是這樣愈有陷阱。患者對 ECMO 流量的需求未必是恆定不變的。

較粗大管路看起來好像只能用在大胖子身上，但它的最大優勢，也是較細的管子比不過的，就是「融通性」。即使在裝置 ECMO 當時，患者似乎只需要 3 公升的流量就足以支撐血壓，不表示病情不會變化。一旦病情突然惡化，患者需要較大的 ECMO 流量時，細管子就無法因應了，重新更換管子，不僅醫療團隊耗時耗力，患者的風險和經濟負擔也會增加。因此，對於「按需插管」這一節，要做到「料敵從寬」，起碼要設想到流量可以達到心臟指數 CI 等於 2 的程度。

就這點來說，較有經驗的醫師在預測患者需求上確有其優勢。

● 管路流量方程式

$$Q = \frac{\pi \, Pr^4}{8 \, \eta \, l}$$

Q	管路流量
P	壓力
r	管路半徑
l	管路長度
η	黏滯度

動脈管不大於 19 Fr、靜脈管不小於 21 Fr

ECMO 運作時，管徑、管長、血液黏滯度不會變來變去，假設壓力固定，流量就是跟半徑的四次方成正比。意思是，管子只要稍微粗一點，流量就可以差非常多，插管半徑強烈影響阻力與流量。

我的做法是，動脈注入管不會大於 19 Fr、靜脈引流管不會小於 21 Fr，不同性別與身材的選管建議請見第 155 頁表。每增加一號的管，看起來才差 1 公厘，但因為流量四次方，因此就增加 60% 的流量。需要 3 公升流量選 15Fr，需要 4 公升流量選 17Fr，需要 5 公升流量就選 19Fr。插動脈管前必須估量股動脈的直徑，血管截面積若被插管佔據超過四分之三就會阻塞血流。為避免阻塞下肢血流造成危險，也為了避免增加安裝「下肢灌注管」的操作，建議選擇「小於預估動脈直徑 80% 的插管」。

例如，插管前測量股動脈直徑是 6 公厘，$6 \times 0.8 = 4.8$ 公厘，也就是 16Fr，那麼選擇 15Fr 的插管就是安全的；如果測得股動脈直徑為 8 公厘，$8 \times 0.8 = 6.4$ 公厘，也就是 21.3Fr，那麼即使用 19Fr 的粗管子，理論上也是安全的。

我如果把動脈管放到了 19Fr，依據以前的經驗，還是會例行地放「下肢灌注管」，用超音波多看幾眼，確認下肢血流無虞。問題是，東方女性血管真的很細，「下肢灌注管」該放就要放。有些患者有下肢動脈硬化，或是因藥物引起的動脈痙攣，連最細的動脈插管都放不進去，怎麼辦？就動脈硬化來說，最好的方法當然是閃開它，換邊插；若是兩側血管都很細，考慮用人工血管或中心部位插管。

在選管的過程中，若這個 ECMO 團隊還在學習曲線的過程裡，比較會焦慮於動脈插管的種種問題，用切開法會有煩死人的傷口出血要處理，以及遠期的血管併發症；用經皮法又要成天擔心下肢缺血。很容易把醫護人員的注意力吸引到動脈插管上。

　　然而事實上，靜脈管的問題或許比動脈管更重要。別忘了，ECMO 是個由前負荷決定功能的機器，只有吸不出來的，沒有泵不出去的。若用錯了靜脈管，問題將是流量的不足與不穩，以及嚴重的溶血，這會把整個治療都搞砸了。

　　靜脈是負壓，且靜脈管超級有彈性，放任何大小的管子都行。若選用較小的靜脈管，從前述的流量方程式可知，在一定的壓力下流量較小，如果我們需要較大的流量，當然會產生較大的吸引負壓，接下來就會引發溶血的問題。比起正壓，靜脈側的負壓對血液細胞破壞更大（抽血時用力猛抽，就會造成溶血），容易出現黃疸或血尿。因此，我建議靜脈管要大一些，以降低引流負壓，位置也要調整到最佳引流功能後，才用針線固定。選靜脈管也要考慮與動脈管的匹配，放根小小的動脈管卻配上粗大的靜脈管沒什麼道理，反之亦然。

　　切記，無論女生看來多福態，她們的血管很少是粗大的；而男生不管多魁梧，幾乎都不需要用到比 19 Fr 還粗的動脈管，尤其是在胖子比較少的東方國度。如果真要用上 19 Fr 的動脈插管，記得再加上遠端灌注導管，以保護下肢。當 ECPR 狀態或搞不清楚患者股動脈大小的時候，15 Fr 動脈管加 21Fr 靜脈管是最安全的選擇。

● ECMO 動脈（靜脈）插管的流量 – 壓力圖

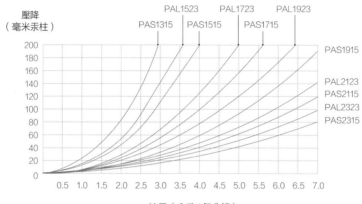

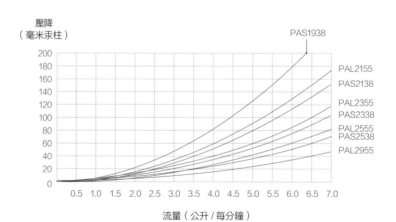

● 我的插管選擇

	女	男	大個子	超大個子
引流	21／23Fr	21／23Fr	23／25Fr	25Fr
注入	15／17Fr	15／17Fr	17Fr	17／19Fr

ECMO 安裝地點

　　加護病房是最常執行 ECMO 的場所，這裡的儀器監測多，幫手也多，但無造影、X 光機協助。急診室會有熱血的幫手，沒有造影協助，場面會有點混亂。

　　文獻指出，ECMO 在導管室裡放的結果較好，導管室一定有 X 光機，可做各種檢查，以我常用的經皮法穿刺技術來說，導管室比手術房好。只有 10% 的 ECMO 會在手術室插管，好處是無菌徹底，裡面的人熟悉 ECMO 操作，器械充足，還有移動式的 X 光機，如果用切開法，這裡最好。如果在一般普通病房、血液透析洗腎室裡放 ECMO 常常會導致一團混亂，因為連醫護人員都不知道你在做什麼。

　　從 ECPR 觀點來說，愈早放愈好，法國人曾經嘗試在羅浮宮大廳裡頭放 ECMO。2010 年，有位參加巴黎馬拉松比賽的跑者忽然休克，被拉到救護車上，先讓急救員急救十分鐘，再由 ECMO 團隊接手。法國人非常重視到院前醫療，全世界首例到院前放 ECMO 的紀錄便是法國人創下的。雖然這些新嘗試的初期成果極差，但是正在逐漸改善。這與整體 ECMO 的成績提升是同步的。

---------------------- 13 ----------------------

不論如何，管總是要拔的

　　儘管目前 ECMO 治療已經能維持相當長的時間（VV 的最長紀錄達七百多天），甚至可以帶回家的 ECMO 機器也問世，歸根究柢，ECMO 是暫時性的支持心肺，無法從 ECMO 脫機的唯一結果，只有死亡。

　　無論如何，ECMO 一定會脫機的，我們都希望是從活人身上拿掉機器，而非因治療失敗後撤機。加護病房裡的 ECMO 患者，通常身上都不只一種維生器材。當患者身上還裝著 ECMO 時，其餘的維生系統都容易脫機撤除，當 ECMO 不在時就棘手了。基於人性與臨床經驗，我會把最難脫機的 ECMO 擺在最後。

　　當其他維生器材都從患者身上撤離了，ECMO 就會比較容易撤嗎？答案是否定的，因為 ECMO 的支持力度太大了。抽木

展不會摔，抽板凳也不會摔，那麼抽梯子呢？脫離 ECMO 就像是抽梯子，有時非得在抽的同時墊個板凳，才不會讓人摔得粉身碎骨。

● VA ECMO 治療過程

常見的

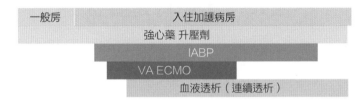

一般房	入住加護病房	
	強心藥 升壓劑	
	IABP	
	VA ECMO	
	血液透析（連續透析）	

我建議的

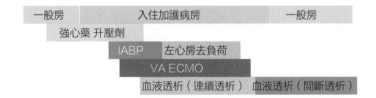

一般房	入住加護病房	一般房
強心藥 升壓劑		
IABP	左心房去負荷	
VA ECMO		
血液透析（連續透析）	血液透析（間斷透析）	

　　加護病房內的治療常常是易加難減，不確定或望之生畏的病況，使人難以決斷停用獲益有限的治療。在有侵入性呼吸器的場合，患者本人的意見表達受限，這種難以決斷的傾向會更明顯。

　　ECMO 脫機有些技術問題，在此要先強調的是：即使在 ECMO 故鄉、全世界累積 ECMO 病例數最多的美國密西根大學醫學中心裡，仍然有 10%-20% 的患者在脫機後死亡。這是正

常現象。患者在脫機後能成功出院才算是醫院的功力，不能單看脫機率，更要看脫機存活率與出院存活率中間的差異。VA 構型 ECMO 的治療結果，在不同適應症之間難以比較。這點與 VV 是不一樣的。

VV 技術簡單、觀念複雜；VA 觀念簡單、技術複雜

儘管在指南、論文、ELSO 紅皮書裡都提示了 ECMO 脫機的時機，經驗較少的臨床人員依然猶豫難決，擔心患者脫離了如此關鍵的支持系統，會突發不測。

以最常見的 VA、VV 兩種 ECMO 構型來比較，VV 的脫機技術簡單、但觀念複雜；VA 則是觀念簡單、技術複雜。

VV 因為是靜脈抽出血、加氧氣再灌回靜脈的方式，靜脈本來就是走缺氧血的地方，我只要將氧氣管路夾住關閉，讓血液按照原本缺氧血出、缺氧血入的方式，就等於模擬了沒有 ECMO 支持的狀態，觀察一陣子就可篤定的順利脫機。VA 就不能這樣直接模擬脫機狀態了。一旦夾住氧氣管路，等於把缺氧血灌進動脈，這根本是殺人狀態了。如果夾住血流管路，只要幾分鐘，管子裡面會充滿血塊而堵塞。所以 VA 只能採用盡量調低流量、降低支持力度的做法。通常是調到每分鐘 1.5-2 公升的安全流量，再觀察患者的血壓、尿量、乳酸變化，以及心臟超聲波的 LVEF，再做下一步決定。在低流量狀態觀察時，要注意抗凝的調整，避免流速變慢後出現血栓。

如果患者左心室部分收縮已有恢復，收縮率大於 40%（正

常為 50% 以上），只要患者生活模式不致過於活躍，已足以過正常生活。我的經驗是，左心室收縮率能夠大於 40%，脫機應該就十拿九穩了。

目前指南的標準甚至認為，有些病例 LVEF 有 25% 就可以，這是基於兩方面的考量：一是患者病發前的心臟功能如果就是心衰竭狀態，此次只是心功能的急性惡化，本就不該認為 ECMO 能讓原來的心功能更好；二是現代心衰竭藥物的使用，足以應付較差的 LVEF 狀態。醫師比較容易忽略，卻十分重要的反而是右心功能的狀況。在 VA 構型 ECMO 運作時，右心的血液被靜脈管抽出，癟掉的心臟，一般的心臟超音波不易評估，此時需要利用 3D 超音波或組織超音波來協助醫師判斷，右心是否仍舊收縮不良。

下定決心，實際執行 VA 構型 ECMO 脫機時，有以下三種方式：

一、**降級**。意思是用 VV 取代 VA，繼續體外循環協助供氧。一般來說，對於尚存肺水腫或嚴重「弄臣症候群」的患者才會這麼做。有些患者在 VA 治療過程中，因感染或其他原因導致急性呼吸窘迫症（ARDS），只好改用 VV。

二、**支撐**。以其他東西取代 ECMO 來支持患者的循環系統，可以是強心藥物的使用或劑量調升，也可以是其他的機械循環輔助，例如 IABP 的使用或延長使用。

三、**模擬**。即如前述用低流量逼近沒有 VA 構型 ECMO 支撐的狀態。除了最常見的以安全流量模擬外，只要給夠肝素，再

低一點也還好。要注意的是，勿將ECMO流量長時間調到過低。真正脫機時，也可將ECMO插管與管路斷開，保留股動靜脈插管（肝素水充填，避免血栓），再觀察一下變化。4小時內這麼做是安全的，雖然有報告說可以撐到12個小時，但我不建議。其他還有在管路上建橋短路的方法，可是通常不必搞這麼複雜。

● VA ECMO 脫機前心臟超音波的觀察重點

	左心室功能	右心室功能
ECMO **完全支持下**	· 主動脈瓣的開闔 · 心肌收縮（EF） · 心輸出量（VTI）	3D EF>25%
ECMO **脫機測試中**	· 心腔容積 · EF>25% · VTI>10cm · TDSa>6cm／s	

EF：射出分率　　**VTI**：速度－時間積分　　**TDSa**：二尖瓣環的組織超音波

資料來源：《*Perfusion*》，2018年5月

● 脫機三式

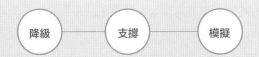

有幾種方法將體外生命支持逐步降級，以避免在 ECMO 脫機後失敗：

1. 調整強心藥；增加或延長 IABP 的使用；由 VA 轉換成 VV ECMO。

2. 給夠肝素，將ECMO插管與管路斷開，保留股動靜脈插管，觀察變化。

3. 加接動靜脈管路橋，盡量模擬無 VA 支持的狀態。

4. 勿將 VA ECMO 流量長時間調到過低。

　　務求以平穩的血行動力學保障平穩的脫機。前提是，讓患者心臟有足夠的前負荷。通常，加護病房有把心臟衰竭患者水分瀝乾的習慣，這並沒有錯，目前證據告訴我們，如果患者的水分「出大於入」，存活率會比較好。但在 ECMO 支持下，原有的血壓、中心靜脈壓、心搏量變化率等指標全部失去原有的意義，若仍依據這些指標，則常常有利尿過頭的現象，這也是 ECMO 治療中急性腎損傷的一個原因。另一方面，加護病房對於心臟患者，每每想要用血管收縮劑取代輸液來改善血壓。當這兩個習慣碰上 ECMO 脫機，就會出問題了。

　　VA 脫機時，如果之前是用安全流量模擬，則停機當下，會突然少了 1.5-2.0 公升的心輸出量，拔管關血管時也會出一點血，

血壓會掉很正常，一點都不奇怪。此時的處置應該是輸液，可是常見的卻是不斷調升血管收縮劑，這不但效果不佳還有害，靜脈回流的變化沒有停機拔管快，而且心臟要有血液充填才會泵得出血，如果血液容積不夠，再怎麼用藥都沒用，因此要靠輸液而不是加藥。

● 平穩的血行動力學保障平穩的脫機

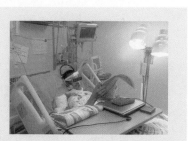

- 足夠的前負荷，清醒的意識。
- 不要突然給乙型阻斷劑。
- 避免使用全身麻醉，除非是中心插管。
- 讓患者遠離拔管前的焦慮，特別是醫護的焦慮。

拔管盡量避免全身麻醉

裝了 ECMO 後，患者循環系統的血管內容積忽然擴增了，ECMO 管也變成患者循環的一部分，在管路裡面走的血液大概有 1 公升左右。有人誤以為，患者脫機就表示患者會頓時失去了 1 公升的血。事實並非如此，因為那本來就不是患者身體的一部分。醫護執行拔管時，靜脈回流要過幾分鐘才恢復正常，這是容積反應速率問題，不是容積喪失速率問題。

停機後接著要執行的就是拔管。把原來的 ECMO 插管拔除，並且修補血管，避免血管出血。拔管方式不管是經皮還是切開，都盡量避免全身麻醉，患者大多可以接受局部麻醉。全身麻醉會影響心臟收縮與血管阻力，若是本來脫機就已經夠勉強，麻藥一上血壓又掉，勢必中斷脫機流程。若已拔管，有時還要再換另外一條腿重新把管放回去。在我的 VA ECMO 經驗，從切開拔管的時代就用局部麻醉，沒有任何問題，從未遇過患者因躁動而無法手術的情形。近年，幾乎都是經皮用血管縫合器拔管、修補血管，也都採局部麻醉。

　　插管時若用切開或半切開法，就只能用外科拔管、縫補血管一途。若採經皮插管，可選擇經皮或切開拔管。切開的做法是，局部麻醉，沿著管路前後下刀劃開皮膚，往下深入游離出動脈插管點，管路拔除時把動脈穿刺孔修補起來，以免出血。

　　當患者休克時，插管動作要快，因為 ECMO 裝機速度攸關患者神經學恢復；拔管時，病情已經相對穩定，此時不用求快，而要求穩。游離動脈時，小心不要破壞股靜脈及靜脈插管旁的軟組織，讓它們完整埋在軟組織裡。靜脈不建議直接縫合修補，拔靜脈管只要縫合皮膚、壓迫約一小時即可，任何靜脈縫合都有可能產生靜脈的狹窄與肢體的腫脹，甚至血栓產生。不同於動脈，靜脈的血壓很低，不足以推開周圍軟組織已形成可以容納出血的空間，只要皮膚縫合就可以有效止血。

　　我的另一個專長是主動脈疾病的治療，除了傳統外科手術，也使用支架治療。主動脈的支架很粗，即使裝在導管內尚未張

開，也是 22、23Fr 的程度，比最粗的 ECMO 動脈插管還要粗。即使是這樣直徑的導管，我們依然可以經皮介入，無需用切開修補的方法來縫合動脈，原因就是現在有種名為 Perclose 的血管縫合器，足以經皮縫合那麼粗的血管穿刺孔。

當我開始使用 Perclose 時，馬上想到可以應用在 ECMO 拔管上。初期，還是先用血管縫合器縫好血管再插上 ECMO，待拔管時再將縫合線勒緊打結，結果十分滿意。後期，則完全可以待拔管時再使用血管縫合器，加速插管的進行，也簡化拔管的程序。更重要的是，經皮插拔管可以讓 ECMO 的執行者不再限於心臟血管外科醫師，心內科、重症科、放射科都可以經皮安裝或移除 ECMO。

自 2013 年至今，我所有的患者都是經皮拔管，沒有人出現不良影響。2015 年，全球心臟學門分數最高的美國心臟病學會的期刊《*Journal of the American College of Cardiology*，JACC》曾刊登一篇韓國學者論文，證實 ECMO 脫機時無論用切開拔管或經皮拔管，臨床併發症沒有顯著差異。

　　重返生死線 RETURN TO THE POINT

救命神器，還是醫療濫用？

ECMO 提供機會救回原本必死無疑的危
急患者，但在專業醫療人士眼中卻曾被批
評是「醫療濫用」。這個被社會大眾稱為
「救命神器」的 ECMO 在醫院內、外的
形象，竟是截然不同的兩樣情。

4

14

讓瀕死者重返臨界點

　　1994年，臺大醫院第一次起用ECMO，是幫一位腎臟癌患者，在手術中引發肺栓塞的急救。那次沒有成功。在台北榮總，哪一個病例首先使用ECMO已然無可考，在1990年代，它通常只是收在手術室後面儲藏室裡，只有在極偶爾的狀況下，出動到隔壁手術室救個場。ECMO在那時算是相當昂貴的自費項目，成功機率不高，醫院也經常收不到錢。

　　直到ECMO終於被納入健保給付，在臺大醫院的使用人次馬上增加了三分之一。由於ECMO是相當複雜先進的治療，即使健保納入給付，使用還不算上普及。要到發生全國矚目的邵曉鈴事件，引進台灣12年的ECMO，才一夕爆紅。

　　2006年底，邵曉鈴女士跟當時擔任台中市長的丈夫胡志強

在高速公路發生車禍,嚴重外傷,當天就在後送的奇美醫院切除了左前臂。但在手術過程中,邵曉鈴心肺功能停止,當時臺大醫院團隊參與了 ECMO 安裝與管理;第四天,邵曉鈴就從危急狀況逐漸脫離險境,恢復意識,並快速拔除 ECMO,奇蹟似地救回一命。

在 ECMO 適應症中,外傷性休克是相對成功機率高、存活率好的病症,除了頭部外傷。ECMO 支持住器官灌注後,只要止血確實,輸液足量,通常很快就能回復。ECMO 向老天借時間,成功搶回一條人命,這個人又剛好是位名人,ECMO 一戰成名。後來,陸續有名人因 ECMO 上了新聞版面,自此社會對 ECMO 給予高度矚目。

關於 ECMO 的各種媒體報導,內容都是危急患者治療成功存活的奇蹟故事。在醫院內部則不然,「行規」不允許醫師隨意窺探或接觸其他醫師的病歷及患者,如果想要「光明正大」得知其他醫師患者的詳細診治狀況,通常都是在例行舉辦的「死亡與併發症討論會」中才會知道。也就是說,在醫院內部,人盡所知的 ECMO 病例,都是失敗病例。不管病情原來有多危急,最後獲得幸運之神眷顧而能恢復出院的患者,反倒不那麼受到重視。

因此無論 ECMO 如何被外界塑造成一個救命神器,院內多數醫護人員都視它是「找麻煩專家」,就連最常用到 ECMO 的加護病房醫護人員也多數是這麼想的。

● ECMO 給人的負面印象

複雜	病情複雜／管理困難
危險	併發症多／死亡率高
昂貴	太花錢／不賺錢

● 對 ECMO 的恐懼

1 器官功能無法恢復	2 併發症的發生	3 無法掌握病況	4 潛在糾紛	5 人財兩失

● 面對恐懼的自然反應→合理反應

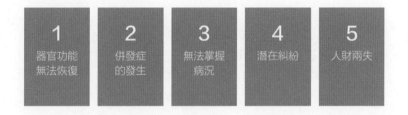

態度悲觀	態度中立
反覆檢驗	節點檢驗
行動保守	行動積極
誇大風險	防備風險

為什麼醫院要有加護病房？

這牽涉到急重症醫學的發展歷史演進。人類醫療史上原本沒有加護病房（intensive care unit，ICU）的設置，人類對重症、危急患者所知有限，能做的很少，隨著藥物跟治療方式進步，經歷大小戰爭，才逐漸發展出重症醫學及加護病房等概念。你也許不知道，「救護車」緣起於拿破崙戰爭，戰場上受傷的官兵不可以在戰場上等死，所以拿破崙戰爭時發明了救護車，趕快將患者後送到更有規模的醫院治療。

什麼樣的患者會需要被送進加護病房？其中一類是休克患者。人在死之前，一定會先休克，這表示身體機能會從正常變成不正常，接著病情危重，最後休克、死亡。除非你今天被背包炸彈客炸到，從生到死中間那一段經歷被濃縮成短短的零點幾秒，我們還是可以說：這個人是「因外傷休克死亡」。重症加護病房的醫師看到一個病情危重、快死掉的患者，要先去判斷他是不是休克，是哪一種休克？

現代截肢手法則是在美國南北戰爭才確定下來的。韓戰才開始有「術後恢復室 POR」，開完刀的患者到那邊去待幾個小時，等到穩定之後才轉回病房。加護病房則是 1960 年代越戰中開始。加護病房與一般病床

有哪些主要差異？護理人員比例比一般病房高（一位
護理人員白天負責照護 8 個床位患者），一位護理人
員配兩個床，甚至一個床配兩個醫護人員，護理人力
特別充足。加護病房也有特別的重症專科醫師，他們
學的不是一般常見病症，而是專門處理休克的知識。

加護病房裡有一個重點概念是「回不去的臨界點（no
return point）」，一旦知道患者即將休克，就趕快送
加護病房，不要等患者在普通病房都搞到急救了再送
進去，因為如果你過了那個臨界點再處理，事實上很
多醫療行為，都只是在做無效醫療。但是這個點不斷
地隨著人類的醫療進展而變動，隨著醫療院所的設備、
制度、文化而變動，隨著病情變化時的日期、晝夜和
地點而變動，更直接與特定醫療人員個人的學識、能
力、經驗與性格而變動。

　　ECMO 之所以能在重症醫學上占一席之地，關鍵就是它能
「向上帝借時間」。過去我們以為必死無疑、根本不必花時間來
救的患者，可能大有機會能救回來。所謂的「不治之症」，有
些是人類的醫學未臻完美，目前本就束手無策的疾病；還有些則
是雖有可治之法，但病情嚴重凶險、惡化進展迅速，診斷治療的
速度趕不上疾病破壞人體的速度，結果當然欠佳。對於前者，
ECMO 也是無用武之地，對於後者，就是 ECMO 大顯神通之處。

一支夠精銳的 ECMO 團隊，除了用 ECMO 支持患者身體機能外，還可讓原本因時間、地點、科室、人員而處於變動不定的醫療反應能力，提升至另一個水準。

與美國不同，台灣大部分的醫療機構並未設置跨科室的「快速反應小組」，頂多設有「急救小組」。當院內患者生命徵象崩潰時，急救專家們便出動執行心肺復甦 CPR，這樣的舉措提高了心肺復甦的成功率。在很多機構，尤其是大醫院的加護病房裡，ECMO 團隊也扮演類似「快速反應小組」的角色。其出動時機，有時是傳統 CPR 起不了作用的急救場合；更多時候，是加護病房內患者發生休克或缺氧，而傳統治療效果不良的情況，經由 ECMO 的輔助，可以避免這些患者的病情演變到「回不去的臨界點」。

獨特生理學特性使外行人摸不清門道

臨床上，ECMO 救回了很多一腳已經踏進鬼門關的患者，從這些患者身上，出現不少過去醫療上根本沒看過的狀況。

例如，缺乏有效心臟搏動、意識卻清醒。這類違反常識認知的狀況其實是符合 ECMO 獨特的生理學，卻同時給醫護人員帶來了空前的照護挑戰。有一些看起來病程好像急轉直下的患者，其實本質上是病程漸趨好轉。ECMO 的好壞走向甚至連加護病房裡的精密儀器都監測不到，這並非儀器故障所致，儀器仍然能夠正常的測量數據，而是其詮釋方式不同於傳統醫療的經驗，必須轉換成 ECMO 的生理學思維去理解。

以「缺乏有效心臟搏動卻意識清醒」的狀況為例，醫護人員在患者身上看不到平時熟悉的生命徵象，因而感到驚訝或讚嘆，但下一秒挑戰隨即來臨：該怎麼照顧這個患者？怎麼管理這台機器？這時只有仰賴經驗豐富、熟悉 ECMO 生理學的醫師來帶領醫護團隊，幫危急患者找到生存之路。

前文提到的 ELSO 組織，出版了 ECMO 的教科書與訓練手冊，我們通常稱之為「ECMO 紅皮書」，是本近九百頁的煌煌巨著。日本的一項調查顯示，負責管理照顧 ECMO 患者的醫師、體外循環師與護理師，曾經讀過紅皮書的不到二成。職場中「再教育」的重要性，在 ECMO 這一塊特別明顯，應理解一線工作人員的忙碌，盡量隨機指點提示，避免不教而誅。職場中每個人對專業看法不一樣，有人視專業為事業，也有人只把它看做一份糊口的工作，人各有志，難以強求，蓋督促與霸凌，其間不能以寸。

在不清楚患者的病情、病因，當下無法有明確診斷（但有合理臆斷認定病情「可逆」），甚至重要器官不知道可否回復的緊急狀況下，台灣少數醫學中心用 ECPR 急救，存活率可以超過三成，略優於 ELSO 統計的平均數字，大幅優於傳統的 OHCA CPR。

問題並非出在 CPR 做得好不好，而是只要時間一長，CPR 做得再好都沒有用。不論是用手還是用機器壓胸，大部分以 CPR 按摩心臟所產生的血流，是不夠身體所用的。從統計上來看，能夠產生每分鐘大於 2.5 公升血流量的 CPR，小於 10%，這種血流不足的狀態時間如果延長，即使持續的做 CPR，腦部

也會損壞。然而 ECMO 只要一裝上去，即使用最細的插管，就能快速提供身體 3 公升以上的心輸出量（循環系統流量），供應腦部及全身灌注。重點是，如何才能又穩又快地裝上 ECMO ？

CPR 愈快開始愈好，這是常識，ECPR 也一樣。基於這個想法，把 ECMO 帶到院外急救第一現場直接使用最好，雖然法國已經有多次院外執行 ECPR 的經驗，但目前實務上針對院外心跳停止、適合執行ECPR的患者，仍然必須運送到醫院急診室才行。

以 ELSO 的統計來看，成人裝了 ECMO 可脫機、可出院的比例是 42%，ECPR 可到 29%。即便外界再怎麼認為 ECMO 很神，它的存活率也不可能高達九成。如果外界要質疑，現代醫學的治療為什麼存活率還沒到九成，我只能說，那肯定是夢中才有的世界。

15

心跳暫停 16 天，改寫生死定義

一個人沒有心臟長達 16 天，這個人到底算是死還是活？

2008 年，有位患者因為嚴重牙周病，牙齒細菌跑到心臟，出現感冒、久咳、無法平躺入睡的症狀，送醫確診是「細菌性心內膜炎」。原本收治他的醫院想要清除受感染的心臟組織，但發現細菌已經跑進心肌，把心臟都吃壞掉了。

心臟是個肉球，外有外膜、內面是內膜，中間則是心肌。這名患者的心肌跟心臟內膜被細菌吃到化膿爛掉，因擔心感染也無法立即進行左心室輔助器移植，當時也沒有能立刻使用的供體，因此醫師建議用體外循環代替心臟功能，摘除整顆心臟、清創消毒、等待換心。

後來患者被轉診到臺大醫院，裝上兩台 ECMO，一台取代右心、一台取代左心。心臟整個被剪下來以後，胸腔裡竟有八個

洞，按左右心用心包片縫成囊狀容納血液。因為細菌感染的緣故，天天得打開傷口換藥，沖水、紗布放進去吸分泌物，沖水、換藥、打抗生素、紗布拿出來，每天重複做這些事，一共做了16天。這樣超現實的事史無前例，憑藉的是由科學、技術、經驗、創意所產生的信念。

在這16天裡，患者沒有心臟，完全依靠ECMO維持全身血液灌注。心電圖呈現一條直線。撐了16天，終於等到可移植的心臟。換心、過關，患者存活了！臺大醫院創下患者無心狀態16天後、成功換心的世界首例。

事實證明，VA構型的ECMO可以完全取代心臟功能，讓一個人沒有心臟還能繼續活著。20世紀後半葉的心臟外科手術，改寫了「心臟不能碰，一碰就會死」的迷思；而今日ECMO則是進一步改寫了生死的定義！

同樣在2008年，有位年輕人因溺水一度病危被送醫急救，肺部因吸入大量髒水併發嚴重感染，一度失去功能。入院時，肺部X光整片白，隨後他被轉送至臺大醫院、裝上ECMO，總共撐了117天後，順利康復。臺大醫院再度創下當時ECMO急救全球最長天數的紀錄。

然而在這一百多天內，臺大醫院前後換了25套的人工肺，當時人工肺每套要價約5萬元，加上其他在加護病房衍生的照護費用，估計花費超過500萬元。之所以需要更換這麼多套人工肺，雖然部分原因是人工肺設計還不夠精良、不斷滲漏血漿，因此必須時常更換，但同時也引發了ECMO是否為無效醫療、醫療濫用等倫理爭議。

既然能救，為什麼不救！

無效醫療是有明確定義的。加州大學席尼德曼醫師（L. J. Schneiderman）在 1990 年代提出，一個治療方式若對疾病預後存活率影響不超過 1%，就叫做無效醫療；這個藥吃不吃、這個手術開不開，對患者死亡率影響不超過 1%，就是無效醫療。

站在醫療人員專業立場，當然希望患者不只活得長，還能活得好，但是特定患者預後活得好不好，臨床實務上非常難以量化。如果醫師面前送來一個患者，依照診斷判定，實施醫療行為後，他的存活率只有個位數，該救還是不救？

近年的 ECMO 相關研究，也逐漸涉及生活品質、醫療倫理、醫療成本效率等課題，然而，研究提供的是統計結果，面對活生生的患者時，問題依舊難解。我有一位 ECMO 患者，被送到急診室時，體溫只有 28 度，心跳極慢，脈搏若有似無，利用 VA ECMO 治療，一天後就順利出院。當時健保的 ECMO 適應症尚無極低體溫這一項，因為這一例才加上去的。此案同樣也引發了媒體熱議算不算是醫療濫用。如果用一套 ECMO 治療一天叫「濫用」，那麼用 25 套治療 100 天呢？標準該如何訂定？

花費 500 萬元救治一個患者，從健保局財務觀點來看確實是不行的，但醫學教育告訴我們的卻是：「既然能救，為什麼不救！」

醫師不是神仙，社會輿論認為醫療行為不應該無謂的延長死亡，這句話很有道理，理論上不應該有，但臨床實踐上就是常常有「無謂的死亡」。患者躺在手術台上，開個小刀換髖關節、割雙眼皮、切小闌尾，結果出個意想不到的事，就這麼瀕臨死亡了，

能不救嗎？到最後可能得動用 ECMO 來救。

在醫療現場，醫師會對眼前的現象有個「臆斷」，再根據這個臆斷來治療，但如果「猜」錯了，治療無效，只有靠 ECMO 才能讓患者撐下來，以獲得正確的「診斷」，實施有效的治療。真實的診斷與病情才是醫師行為的指導依據，不是虛無縹緲的哲學或宗教討論。如果真是已病入膏肓藥石罔效，醫者早知修短有命、事有必至，理當明白告知家屬，何至於「延長死亡過程」。

當患者突發休克時，病情、診斷可能都不清楚；何況就算診斷清楚，瀕臨死亡的患者也不適合接受針對性治療。在危急時刻為患者裝上 ECMO，使之生命徵象穩定，再嘗試診斷或治療，這並非「延長死亡」，而是拯救生命的合理邏輯。現代醫師不像前輩們那樣鐵石心腸，我們的心軟弱一點，可能是醫師不再像以前那樣高高在上，權威感與社經地位都江河日下的緣故。

● 以 ECMO 過渡心因性休克患者至針對性心臟手術，可以降低死亡率

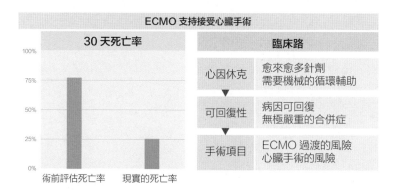

資料來源：芝加哥 Rush 醫學中心，2019 年

16

結果論英雄的 4 個誤解

誤解一、家人裝了 ECMO 好像很痛苦，應該放棄救治嗎？

台灣患者家屬會給醫師下跪，不是求我救救他的家屬，反倒是「求我放棄他的家屬」。那種感覺非常不好，而且不只發生過一次，因為他們覺得親人「裝了 ECMO 好像很痛苦」，不如放棄治療，讓他們好好地走。

這時，我都這麼告訴家屬：裝 ECMO 有兩種下場，一種會活、一種會死，從我手上救活的諸多患者，每一個我都問「裝 ECMO、呼吸機、一堆監測管路痛不痛苦？」我從患者口中只得到一種答案，那就是「我不記得了」。「記不得」的痛苦需不需要用放棄生命來止痛？豈待思而後明。

我們的身體在遇到重大創傷的時候，腦袋的記憶能力會暫停，因為這個功能對存活下去沒什麼幫助，有些鎮定劑也有「失憶」的副作用。

● 可以造成失憶的藥物

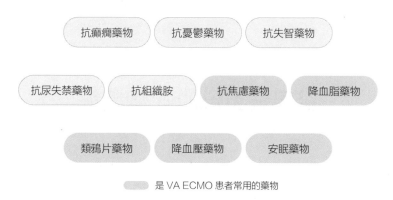

抗癲癇藥物　抗憂鬱藥物　抗失智藥物

抗尿失禁藥物　抗組織胺　抗焦慮藥物　降血脂藥物

類鴉片藥物　降血壓藥物　安眠藥物

是 VA ECMO 患者常用的藥物

　　家屬跪求醫師關掉 ECMO，有些是真心覺得親人很痛苦，不忍心再讓他受苦，也有人是被洗腦了，已經認為 ECMO 這種維生器材就只是延長死亡過程，無論怎麼跟他說患者還是有希望恢復也沒用。人有百百種，病家心裡怎麼想只有他自己知道，我們醫師假設病家是期待醫療能夠挽救患者生命，並且基於這個假設採取行動。然而我要慎重地說，這種「ECMO 是無效醫療」的說法恐將導致「自我實現的預言」。家屬這麼一鬧，雖然不會有醫護人員真的動手把患者身上維生的管子都拔掉，但確實會增加醫護人員無謂的心理負擔，降低臨床決策的積極性。

　　誤解二、為什麼要裝 ECMO，又還沒到 CPR？

　　從「no return point（回不去的臨界點）」來看，患者一定是病情差到沒辦法了才裝 ECMO，有的人裝了還是死掉，就像

下圖中的藍點；有的患者裝上 ECMO 時，病情還沒到谷底，甚至還會再往下走一點，之後再往上走，就像圖中的橘點；有些患者裝 ECMO 之後得以度過最差的狀態，最後脫機、心臟收縮恢復，順利出院；有些患者成功脫機了，卻在出院之前死掉。

從醫師觀點，最理想的狀態是：拿掉 ECMO、患者還能活著出院，這就是醫院的功力。最為人詬病的是「綠點」，閃過了 no return point 才裝，這就是「不裝也不會死」的無效醫療。但 no return point 究竟是在什麼地方？身為醫師其實也很難判定。

如果一定要到急救階段才用 ECMO，存活率將大幅下降，因為 ECPR 是 ECMO 存活率最差的適應症，前面曾經提過，大約只有三成。

● ECMO 的濫用與無效

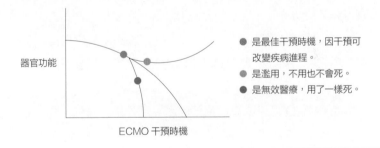

器官功能

ECMO 干預時機

● 是最佳干預時機，因干預可改變疾病進程。
● 是濫用，不用也不會死。
● 是無效醫療，用了一樣死。

用器官功能的失效曲線說明 ECMO 干預時點，個案的單純結果論於事無補。醫師被期待能「斷人性命」，事實上醫學科學只能揭示趨勢，不能預測個案。

誤解三、為什麼患者還是死了，不是已經放了 ECMO 嗎？

如上圖所示，即便裝上了 ECMO，患者病情發展還是有各種可能。目前全球經過 ELSO 認證的白金等級醫院僅 5、6 家，即便是瑞典國王學院、美國紐約哥倫比亞大學醫院等最先進的 ECMO 醫院，大約也只有一半的患者能被救回來。就算已拔管脫機了，仍有 10% 左右的患者會在住院期間死亡，出不了院。這已經是當前極佳醫療品質的表現了。

可以說，ECMO 患者存活率低，但如果沒有 ECMO，這些患者的存活率是趨近於零。正如台北市長、前臺大醫院創傷醫學部主任柯文哲曾說的：ECMO 適應症是「不放一定死，放了還有可能活」。

誤解四、ECMO 有任何超越適應症的新做法，馬上會被質疑「有沒有論文支持啊？」

ECMO 最早用在當患者出現危急狀況、無法拔除人工心肺機時，算是輔助功能。現在因為證據積累、醫學研究文獻愈來愈多，加上機器跟技術不斷進化，ECMO 已被許多醫療指南納入治療選項之一。然而，醫界對於 ECMO 的學習及開放程度仍趨保守。

例如 ECMO 可以拿來治療低體溫，國外早有先例，台灣的第一例也成功挽回一條人命，當時健保還沒有這個適應症，之後才列入。儘管如此，仍有不同聲音，質疑可行性。

又如「經皮拔管」，我是台灣第一個做的醫師，當時日本醫界非常感興趣，台灣醫界的第一個反應就是：「有沒有論文支持

啊？」當時確實沒有，如今則是已有一堆文獻，在韓國、德國及中國武漢的大型醫院已成例行做法，再也沒人質疑了。

我想，所謂「循證醫學」的本意應該不是讓人喪失對創新的「欣賞」能力，面對臨床上的困境和挑戰，也不會是「只能」在文獻中尋找答案。

醫療就是這麼「從結果論英雄」，要不就是要拿出成功的案例報告，要不就要累積病例寫成論文，但若連創新方法的成功案例都非得要論文支持才算數，在第一例之前，叫醫師去哪裡找相關論文呢？

　　重返生死線 RETURN TO THE POINT

不是醫師都會，醫學院也沒在教！

現在全台灣幾乎中型以上的醫院都配置了 ECMO，若哪一天不幸病情急重送醫，社會大眾必定期待醫院內有專業的 ECMO 醫護團隊，可以給患者最妥善的照護。

然而真相是，裝備有了，相關醫護的培訓、臨床經驗大多還未跟上。主要原因就是醫學院的相關課程太少，有的只上過一堂課，甚至有的只聽過 ECMO 縮寫。因此，即便醫界人士都對 ECMO 有重重誤解。

諺云「無知者無畏」，無知也可能帶來恐懼，這兩種反應都可能招致大麻煩。

外科不友善環境，造成部分醫護的消極面對

「患者已經裝上 ECMO，狀況太差，暫停積極處置，我們等患者穩定再說」，如果有醫師對我說出這番話，我大概可以猜出這位醫師大抵是無法合作的類型，雖然我十分能理解他的想法。今日的醫療大環境對醫護人員並不友善，特別在外科系統，已是「有功無賞，打破要賠」的態勢了，風險遠高於回報，做低風險手術的回報與高風險手術相同，願意挑戰高風險手術的人自然就少了。況且，規避風險的方式本來就包括了「量力而為」，所以沒有什麼可苛責的。

然而，回到剛剛提到的情境中，患者是因為病情不穩定才裝上 ECMO，不是裝上了 ECMO 才讓病情不穩定。不論是心肌缺血、心肌壞死，這些狀況都不該等、不能等，ECMO 只能扮演支持的角色，必須靠醫師積極干預、處理病因，患者才能恢復。若是遇上了心肌梗塞、心因性休克的患者，「黃金標準是九十分鐘內務必要打通冠狀動脈」，若等患者心肌都死透了，再做什麼處置都是枉然。如果醫護人員從以往經驗真切認為是「裝上了 ECMO 才讓病情不穩定」，應該檢視管理的流程上有什麼問題，並且希望本書的內容能提供少許幫助。

多一分鐘做準備，患者就多折損一批腦細胞

在急診室裝 ECMO，永遠都是兵荒馬亂、緊張萬分的場面。這時，一線醫師要下決心，集合 ECMO 團隊，對家屬解釋病情、完成知情同意，把 ECMO 機器推出來待命，將人工肺及管線從箱子裡拿出來預充，接著便是鋪單、消毒、插管，凡此種種，無

一不要花費時間。而凡花時間，患者每秒都在喪失腦細胞。如果不幸最後患者預後不好，或是神經功能恢復狀況不好，可能就會有人說：「都是那個曹乃文 ECMO 放太慢了！」

雖然聽了心中不爽快，仍必須承認「太慢了」這個陳述是對的，但問題未必出在放 ECMO 的環節，整個患者崩潰後的每個環節都有可能是「太慢了」的關鍵。可能是病情急轉直下發現得太慢、第一時間欠缺 CPR 或是 CPR 啟動太慢、運送至醫院太慢……。啟動 ECPR 後的每一個環節，都需要被優化加速以避免過慢，所以我們針對這些可能的「速率決定步驟」下了許多工夫。

ECMO 的照護也為護理人員帶來莫大挑戰。在心臟手術房內，患者面對的是心臟外科醫師、麻醉科醫師、體外循環技術師、心外護理團隊。這裡沒有外行人，大家都熟悉人工心肺機跟 ECMO 的原理、使用，以及特殊生理現象。對於一個人可以幾個小時沒有脈搏這件事，是可以理解的。

ECMO 患者進到加護病房之後，可能需要在那裡待上幾周、幾個月，絕大多數加護病房護理人員沒見過活人沒有脈搏。也就是說，患者一出了心外手術房，我就得開始跟護理人員不斷不斷地「溝通」。

ECMO 的難就是在這個地方，它有著陌生的臨床表現、獨特的併發症、複雜的管理與昂貴的開銷。每個人都不喜歡去碰自己不熟悉、沒遇過的東西，甚至會感到厭惡，即便是大家公認最聰明高竿的醫師也一樣。

相關討論應基於科學，而非宗教

　　另外有種無知是缺乏知識，或者，拒絕知識。關於 ECMO 的所有討論都應該是基於科學的，而非哲學的，甚至宗教的。在 ECMO 的病例討論會上，有時會被這樣的偏執絆住。儘管如此，病例討論會還是該舉辦，而且要盡量擴大參與，因為 ECMO 治療未臻成熟，尚有許多待改進之處，所以相關人員都要直面缺失，積極尋求改善。此外，ECMO 本來就是跨科室的治療，需要不同領域專業人員的參與，藉由他們的學養與經驗，全方位地來檢討錯誤、分析錯誤，才能優化治療。

　　2009 年，ECMO 用量暴增，原因是健保擴展了 ECMO 的適應症。原本只用於心臟外科手術的東西，後來發現內科、感染科、急救各種病症都可以處理。適應症的擴展，代表 ECMO 必須與其他科合作的機會更高，但是其他科醫師尚不清楚什麼樣的患者該放或不該放 ECMO。例如，感染科現在還有很多醫師不知道某些特殊的敗血症（septic cardiomyopathy）可以用 ECMO 救。

　　對 ECMO 生理學的知識與經驗不足，也會在管理照顧上衍生種種問題。例如，加護病房遇到患者血壓低時，通常醫護人員會給生理食鹽水、血管收縮劑，把血壓拉上來。但在 ECMO 患者身上，在確保 ECMO 流量的時候，有時反而應該要給降壓藥，鬆開血管，讓心臟打出更多的血。如果依照傳統做法給水、給收縮劑，反而會惡化心臟表現跟心因性休克。

　　但是給降壓藥、鬆開血管這個動作，臨床上會讓血壓繼續往

下掉，這種做法通常會引起非常大的爭議。其他醫護人員的反應來自於他們不理解 ECMO 獨特的臨床現象及併發症，於是用習以為常的角度來看，覺得不可思議。此時 ECMO 醫師被圍攻是常見的事。這也再次凸顯醫學院課程和新治療的臨床觀念嚴重脫節的窘境。

專責醫師與團隊常被孤立與責難

醫院各部科制度上的缺失，也導致 ECMO 專責醫師承擔過多壓力與責任。例如，主治醫師若值當科晚班，理應要處理所有進急診的患者，也必須兼顧已下班醫師的患者狀況，但有些醫師或許受限於對 ECMO 的了解不夠，或許抱持多一事不如少一事的心態，不願意照顧 ECMO 患者。

在我剛開始做 ECMO 的頭幾年，即使不是我值班的時間，所有 ECMO 患者的夜間變化還是要自己處理，就連半夜進急診、緊急要裝 ECMO 的患者，也全算我的。我曾為此忙到半夜吐血。如今雖然事過境遷，但相信這樣的場景肯定會使有志投身 ECMO 的醫師望之卻步。

另一個容易引起爭議的麻煩是，關於患者處置的知情同意該由誰來做？

理想上，ECMO 是誰放的，就該由那位主治醫師來對家屬解釋病情。然而，一家醫院裡能把 ECMO 來龍去脈、優劣、併發症、死亡率講得清清楚楚的醫師並不多。此外，在某些場合，尤其是 ECPR 的場合，「時間就是腦子」，可能在急救完成前，

沒有足夠時間仔細聽取家屬的細節問題，並做完整回答，儘管目前法律要求醫療業務執行者應「親自」解釋病情，我們仍然比較仰賴使用書面同意書。

認識 SAVE 系統

在進行手術或施行 ECMO 前，醫師都需與家屬溝通，為什麼要做這些檢查、死亡率及預後，以達成家屬知情同意。這項工作，包括回答病家提問，通常都要花費 1 個小時以上，這在情況緊急的 VA ECMO 患者身上不太可行，加上 ECMO 患者和心臟手術不一樣，病情常有變化，對醫療人員來說，解釋的任務就更顯繁重。

為此，ELSO 提供了一個線上公開的評分系統 SAVE（Survival After Veno-arterial ECMO，www.save-score.co），提供了客觀的指標，能有效協助醫療人員為病家及其他照護同仁，說明並觀察病情，避免每次病情解釋都需耗費時間回答一些枝節且不具臨床重要性的問題。此外，SAVE 系統非常強調預測的可能波動範圍，這點也很好用，讓醫師在解釋病情時，能夠以「可視化」的方法提醒家屬醫療上本就具有的不可確定性。

只要點進網頁，依序點選診斷、年紀、體重、心臟狀態、呼吸道狀態、腎臟狀態、放 ECMO 之前的器官衰竭狀況。系統便會跑出一個 SAVE 分數。例如有位心肌梗塞患者：男 57 歲、體重 100 公斤，心跳停止有急救，插管少於 10 小時，小便還出得來，沒有急性腎衰竭，血液也沒有超級酸，其他器官沒問題，沒有肝臟衰竭。

這名患者放 ECMO 的預估存活區間是 45% -55%，反過來就是死亡率。所有患者都可以透過這個公開透明的 SAVE 分數系統，算出有科學統計根據的存活率數字。

除了 SAVE，其他預測 ECMO 存活的工具還有：SAPS、APACHE、SOFA，以及醫療機構、專責醫師的經驗判斷。

在同意書中，醫師一般就是說明患者目前的可能診斷與狀況，使用 ECMO 治療預後的國際統計數據，以及本院的統計數據等等。雖說這些確實是重要資訊，但對於患者家屬來說，也必然渴望了解未來可能恢復的功能、歷程，以及經濟負擔，每個患者也都會有其獨特的問題，這些都需要坐下來慢慢溝通，但確實沒有時間在急救過程中好好處理。

所幸，台灣的健保減去了大部分的經濟負擔，加上 ECMO 在大眾心中的形象尚稱正面，在尋求知情同意上問題並不大，對其他國家來說情況就沒這麼簡單了。

魔鬼藏在細節中

ECMO 患者身上有非常多管線，每個管
線都是潛在的感染途徑。機器一裝上，預
防與管理併發症便成為 ECMO 的成敗關
鍵，尤其是感染併發症。

5

18

併發症的預防與管理

　　建立 ECMO 團隊，需要相當漫長的學習曲線，既要知識密
集，也要人力密集。即使核心團隊人數不多，但是治療中會牽涉
到多種專業、多個科室。

　　團隊需要重症、心內外、感染、呼吸治療、營養等專業的跨
科際合作；患者需要全方位照顧，尤其是治療中發生多發器官衰
竭患者的照護。無論西方還是東方，ECMO 發展早期因為醫療
人員尚未了解 ECMO 的適應症與禁忌症，存活率都不理想，經
由 ECMO 團隊、加護病房團隊持續的經驗累積與學習，才漸入
佳境。

　　ECMO 的成敗非常倚賴加護病房護理人員的照顧能量，不
論醫師的學問再大、體力再好、熱誠再高，也無法 24 小時持續
守在病床邊觀察患者，終究要靠三班護理人員無間斷地照顧。他

們的照護守備範圍相當廣，包括觀察患者、執行治療、文書記錄等等，照護風格展現在許多細節上。比方患者身上管線多，每一條電線、輸液管都應該平行擺好、膠帶貼好，並加上註記，一看就知道這條線路走什麼藥、劑量多少，幹練的護理師可以將治療場域管理得清楚簡潔，醫師在這樣的場域中也易於掌握要點、減少誤判。

雖然只是照顧上的枝微末節，但「魔鬼在細節裡」不是嗎？

VA ECMO 發展的早期，治療失敗的主因是心臟無法恢復；現在，則是感染所造成的多器官衰竭，加護病房的感染控制與護理管理成為決勝重點。

照護人員以科學語言溝通之必要

VA 的主要任務是維持休克患者的組織灌注。在加護病房，客觀判定患者組織灌注的依據首先是意識，查房時先要確定的也是患者的意識狀態。照護人員必須能用科學客觀的語言描述患者意識狀態，也就是「格拉斯哥指數（GCS）」。部分患者有使用鎮靜劑的適應症，也必須每日例行地停止使用鎮靜劑，以評估意識。此外，也建議用「里奇蒙激動／鎮靜計分系統（Richmond Agitation and Sedation Scale，RASS）」評估並記錄患者的情緒狀態。

科學客觀語言之所以重要，是因為以日常用語描述患者意識狀態，不夠嚴謹且標準不一，無法客觀追蹤患者變化。因休克而經歷過急救的患者，其意識變化未必是因當下血液灌注不良，可

能是源於休克時的腦部損傷。有些 ECMO 中心會在治療的極早期，就以腦部電腦斷層或腦電波檢查，評估腦部恢復的機率。

　　除了意識，客觀評估當下組織血液灌注的指標還有：血壓、尿量、乳酸，以及混合靜脈血氧飽和度（SvO_2）。

● VA ECMO 常見的併發症

絕非僅此十類。預防它？克服它？閃躲它？別碰它？

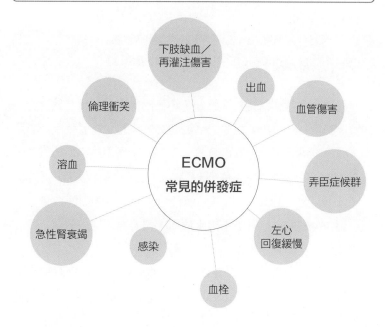

在 VA ECMO 的支持下，客觀判斷組織灌注的依據：

血壓＝功能性心輸出量
（自體心臟輸出量＋ ECMO 流量）× 外周血管壓力

由於 ECMO 流量不具脈動，血壓袖帶無法準確量得血壓，通常要依賴侵入性的動脈導管測量血壓，且連續測定。

尿量：尿量足夠＝灌注良好，可間接測定。
乳酸：組織氧供－氧耗平衡。驗血測定，屬落後指標。
SvO2：組織氧攝取率的反應，需連續測定。

　　只要患者意識清楚、血壓好、小便出得來，照護上就沒有大問題。我認為，最重要的是患者的意識、尿量、身體乾溼冷溫狀態，血壓反而是最後考量的指標，不要為了血壓數字而治療。因心因性休克而安裝的 VA 構型 ECMO，主要是取代失能的心臟，流量才是關鍵。ECMO 流量由前負荷（靜脈內的血液容量）決定。對 VA 來說，**只有吸不出來的血、沒有泵不回去的血**，除非是動脈注入側的管路阻塞了。

　　根據 ELSO 指南，VA ECMO 治療要達成平均動脈壓大於 65 毫米汞柱、SvO_2 大於 60% 這兩個基本目標。然而，平均血壓 65 毫米汞柱以上，一定足夠維持全身灌注，保護腦部、心臟和腎臟的健康嗎？

很可惜，對心、腎這兩個器官來說，答案都是否定的。許多的研究指出，平均血壓 60-65 毫米汞柱就足以維持腦部的灌注，現在加護病房內對各種休克的治療目標都設定在這個數值。但對心臟來說，ECMO 會增加心臟的「後負荷」，ECMO 的流量愈大，產生的血壓愈高，心臟向前泵血的阻力也愈大；對腎臟而言，若腎功能已處於不良狀態或腎血管有動脈硬化，平均血壓要拉高到 75-80 毫米汞柱，才足以維持腎臟的血流灌注。

● 超過一半的 VA ECMO 有急性腎損傷的問題

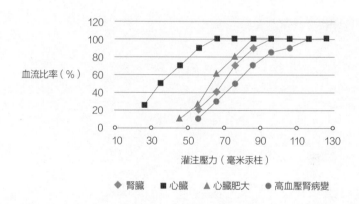

對於有腎血管疾病的人，灌注平均血壓要達到 80 毫米汞柱，才能有正常血流的 80%。

資料來源：Bellomo，《*Critical Care Medicine*》，2008 年

倘若在 ECMO 的管理中，心臟功能持續受到壓抑、難以恢復，則 ECMO 無法脫機，治療終將失敗；若腎功能變差，尿液出不來導致急性腎衰竭，患者的存活率將會陡降。因此，管理上最好依據每個患者的狀況設定血壓目標。

我通常將平均血壓目標提高為 75 毫米汞柱，以改善腎臟灌注，並且要觀察患者心臟的恢復狀況，以決定是否要增加特別的心臟引流步驟，以去除 ECMO 對心臟的負面影響。血壓絕非愈高愈好，過高的血壓除了容易發生出血的併發症，也比較常發生腦部併發症，而腦部併發症對 ECMO 患者來說幾乎是致命的。

● 神經學併發症至關重要

- ELSO registry：ECMO 總存活率 = 55%，有神經學併發症的 ECMO 存活率 = 11%。

- VA 較 VV 容易發生神經學併發症。

- 三大神經學併發症：腦缺血、腦出血、癲癇。

- 19% 成人 ECMO（VA 或 VV）有神經學併發症。

- 腦死 5% -12%；癲癇 1.8% -4%；腦出血 1.8% -19%；中風 2% -5.4%。

- VA ECMO 神經學併發症的風險因子：年齡；女性；使用 ECMO 前的心跳停止；強心劑的使用；使用 ECMO 後的低血糖事件。

低血壓怎麼辦？

加護病房的臨床觀察重點就是血壓，開始考慮安裝 VA ECMO 通常也是因為傳統治療無法維持血壓，如果裝上了 ECMO，患者還是低血壓怎麼辦？加護病房的做法通常還是拿出「升壓三寶」：輸液、縮管、強心劑。還有些單位會給一定劑量的類固醇。

然而既然裝上 VA ECMO，觀念就該改了。ECMO 能給的就是流量，只要還有流量上升的空間，加流量就對了，除非有證據顯示患者血管阻力太低，否則血壓低就代表流量不夠，加流量就對了。

當然，流量大也不是萬靈丹，還要讓全身的細胞獲得足夠的血液灌注。循環系統的任務是將血流輸往全身，而血流所運載的物質中，最重要的當然是氧氣，一旦斷氣就等於立即死亡。生理學上，把每分鐘循環系統所運載的氧氣總量稱做「氧氣供應量（oxygen delivery）」，簡稱「氧供（DO_2）」。看看氧供的公式：

$$氧供 = 功能性心輸出量 \times 單位動脈血氧含量\ CaO_2$$

VA ECMO 患者的「功能性心輸出量」等於自體心臟輸出量與 ECMO 流量之和，當動脈壓呈現一直線，主動脈瓣沒有張開時，功能性心輸出量即等於 ECMO 流量，患者失去脈搏；在患者自身心臟尚有輸出時，功能性心輸出量則等於自體心輸出量加上 ECMO 流量，此時還是有脈搏的存在。很顯然，估量氧供的方法就是，一方面抽取動脈血檢查血液中的「單位血液含氧量（oxygen content，CaO_2）」。注意這不是二氧化碳！動脈血記

做 CaO_2，靜脈血記做 CvO_2；另一方面測量患者的血流量，將這兩項相乘即是氧供。

血液中的含氧量由三個要素組成：血紅素量汞柱 b、血氧飽和度 Sat（血紅素中真正有結合氧氣的百分比），以及血氧分壓 PO_2（溶解在血液中，並未與血紅素結合的氧氣量）。這三項要靠血液氣體分析儀來測定。

● 氧供—氧耗曲線圖

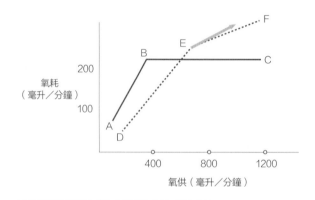

> 供應增加到一定量後，消耗量維持恆定，不再隨供應量增加而增加。在生病的時候，這個恆定點會向右上方移動。

為什麼是動脈血？因為只有動脈血液中的氧氣，才是流「向」組織器官，並為其所用的氧氣；靜脈血中的氧氣，是組織用剩下來的。靜脈血也可以測出含氧量，所以若要知道身體組織

器官每分鐘「使用」或說「消耗」了若干氧氣，只要把動脈血和靜脈血中的含氧量相減，並乘以血流量即可。這個量叫做「氧氣消耗量（oxygen consumption，VO_2）」，簡稱「氧耗」。

氧耗 = 功能性心輸出量 ×（動脈血含氧量 − 靜脈血含氧量）

含氧量三要素分別測得後，計算含氧量的算式是：

$$CaO_2 = 1.36 \times Hgb \times Sat + 0.003PO_2$$

（CO_2：單位血含氧量；Hgb：血紅素；Sat：血氧飽和度；PO_2：氧氣分壓）

從算式可知，氧氣分壓，也就是溶解在血液中的氧氣佔血液含氧量的比例非常小，要乘以千分之三，而血液攜帶氧氣的能力主要依靠血紅素的存在。日常工作中，氧氣分壓對含氧量的直接貢獻可以忽略，間接貢獻當然還是很重要，因為氧氣分壓直接影響血氧飽和度，這個影響的關係稱做「氧解離曲線」。在 VA ECMO 的場合，氧氣分壓可能是平時的四、五倍，直接對含氧量的影響就有意義了，必須要計算進去。

因極嚴重心因性休克而裝上 VA ECMO 的患者，且心臟無輸出量的場合，功能性心輸出量就等於 ECMO 的流量。此時的氧供應為：

氧供
= ECMO 流量 × CaO_2
= ECMO 流量 ×（$1.36 \times Hg\,b \times Sat + 0.003PaO_2$）

由此公式可知，如果我們想供應身體足量的氧氣，調整氧供的因素是流量、血紅素、血氧飽和度與氧氣分壓。實務上，ECMO 注入側的血氧飽和度一定是 100%，氧氣分壓要乘以千分之三，可以忽略，因此重點便在 ECMO 流量與血紅素量。維持血紅素在合理範圍是管理的重點之一，做法包括止血、抗凝與輸血，這些後文會提到。對於臨床管理，ECMO 流量高不只能增加氧供，也會提升血壓，臨床只要旋轉旋鈕就可以提高流量，十分方便。不過如同前面所說「只有吸不出來的血、沒有泵不回去的血」，流量能提升到多高，由引流側吸出的血量決定。

● 氧解離曲線

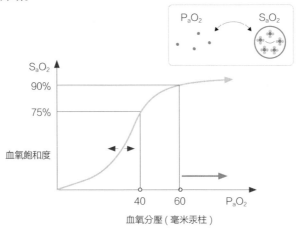

根據「60-90 原則」，血氧分壓 60 毫米汞柱時，血氧飽和度可達 90%（90% 的血紅素上搭載了氧分子）。

ECMO 可償還因氧供不好形成的氧債

人類細胞攝取的葡萄糖，經由一連串代謝過程後，其產物會進入粒線體中間，和氧氣產生氧化作用、產生大量能量。當患者休克時出現的「氧供不好」，主要是心臟提供的血流量不足，細胞無法獲得足量的氧。此時，細胞仍會產生能量，但數量少得多。由於氧氣不足，無法完成粒線體內的氧化作用，因此中間產物，也就是「乳酸」，就會累積在細胞內。

● 細胞中有氧與無氧呼吸作用的比較

	無氧呼吸作用	有氧呼吸作用
反應物	葡萄糖	葡萄糖＋氧氣
能量產生	低（2 ATP）	高（36-38 ATP）
產物	乳酸	二氧化碳＋水
作用位置	細胞質	細胞質＋粒線體

> 運動時會乳酸堆積是氧氣需求高
> 休克時會乳酸堆積是氧氣供給少

因此，乳酸增加表示葡萄糖走了「無氧」這條路，一旦細胞的氧氣供應恢復，累積的乳酸可以再走回原來的氧化路徑，逐漸消化掉乳酸，並且彌補有氧無氧代謝中能量製造的差距。假設患

者從發生休克，到裝上 ECMO，有一段比較長的時間，乳酸就會累積到很高，表現為血液的 pH 值下降，稱做「乳酸中毒」。我們把乳酸升高這件事稱之為身體欠下「氧債」，等到氧氣入帳，乳酸就會降低，能量會重新製造出來，氧「債」可以被還掉。

　　裝上 VA ECMO 後，我們可以預測，由於血氧與灌注的提升，可以逐漸改善乳酸中毒。若臨床結果不如預期，可以研判組織氧供仍然不足，就要找出原因，否則問題無法解決。

● 氧債的形成與償還

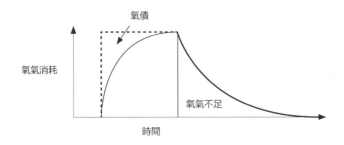

　　氧債：氧氣需求與供給失衡，堆積在細胞內的乳酸需要額外的氧氣將其重新歸回正常的能量轉化路徑內。運動後還會喘一陣子，就是為了償還氧債。

● VA ECMO 對氧供、血壓、灌注的影響

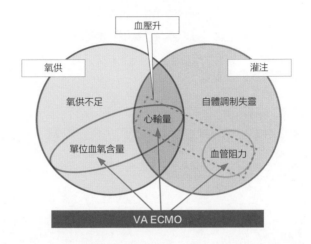

> VA ECMO 對單位血氧含量和心輸出量的協助大,對氧供有直接的改善,但是對血管阻力只有間接的影響,而血壓是心輸出量與血管阻力的乘積,某些場合下,仍需要在監控下用適當的藥物協助調控血管阻力,以維持血壓。

　　有了這些基礎的生理學知識,再回頭討論 ECMO 流量大小的問題。VA ECMO 流量大,優點是血壓好、灌注好、器官保護好,可以快速償還氧債,早點調降血管收縮劑、強心針。缺點則是心臟容易漲,因為 ECMO 血流跟心臟對沖,不但心臟會漲,也容易肺水腫,增加「弄臣症候群(Harlequin syndrome)」的發生機率。ECMO 要有大流量,也必然需要較大口徑插管,大插管阻塞股動脈的風險較大,又會容易發生肢體缺血問題,截肢

風險高，在大流量、高轉速情況下，患者血球破壞相對也高。基於以上種種考量，休克後大流量早一點還氧債是對的，但不表示可以持續太大的流量，並且要在預防併發症上下大工夫。

● **監測下適當的縮管藥**

- 縮管藥的目標是調控外周動脈阻力，所謂的「後負荷」。

- 這個後負荷在治療早期，主要是指 ECMO 的後負荷。

- $SVR = 80 \, (MBP\text{-}CVP) \, / \, (fECMO + \mathit{x})$。$\mathit{x} = $ 殘餘的心排，可以用心超評估（VTI），有時 $\mathit{x} = 0$。MBP、CVP 和 fECMO 都是例行測量的數據，可以得到一略微「偏高」的外周動脈阻力。

- 可是在治療後期，x 有可能比你想像高得多，而 SVR 則低得多。

審慎使用血管收縮藥

剛開始裝 ECMO，高流量代表高氧供，希望趕快還氧債，因為乳酸能否恢復正常影響了 ECMO 預後，一般都希望乳酸在 48 小時內降下來，患者的存活率比較好。然而，在此之前為了治療休克中的低血壓，通常都會給予患者相當強的血管收縮藥，血管都縮起來。ECMO 血流即使很好、但若每一條小分支血管都沒張開，足量的血液還是進不了組織裡。好比大馬路上有一堆食物外送員，可是巷子被封住不准出入，又沒有人負責代轉代

遞，這會餓死一大堆人。氧氣進不了組織，氧債就無法盡快還掉，這跟血管收縮藥有很大關係。

血管收縮藥讓血管內阻力上升，除了讓進入組織的小血管血流變差（微循環變差），也會造成心臟每次收縮打出的血量下降，這就是自來水管被關水龍頭的意思，出路受阻水量降低。危重休克患者裝 ECMO 的目的，不只是為了讓患者血壓、血氧漂亮，而是要讓患者拿掉 ECMO、能活下去。血壓很重要，但是心臟功能可以回復、器官不會受損更加重要，如果藉由高劑量升壓劑、縮管藥搞出一個漂亮的血壓，卻反而讓心臟承受更大的負荷，恢復更加無望，這就本末倒置了。

VA ECMO 提供流量是暫時的支持，推動循環血流的重責大任終究要由自體的心臟來擔起，因此在血壓表現之外，我們更希望患者的心搏量可以愈來愈好。改善心搏量有兩種想法：

一、**完成針對性治療（如心導管治療、繞道手術等），等待心臟自己恢復收縮**。至於那些現代醫學尚無針對性療法的疾病，如大部分的病毒性猛爆心肌炎，就只能等待。有個成語叫「群醫束手」，一般來說，沒有針對性治療方式就表示患者預後不佳。可是在 ECMO 世界，像病毒性心肌炎、病毒性肺炎這些沒有特定治療方式的疾病，ECMO 支持的存活率弔詭地反而比較好。

二、**降低心臟後負荷、降低血管阻力，讓虛弱的心臟收縮時要對抗的阻力下降**。心臟的瓣膜不是自動門，想要使瓣膜張開、輸出血液，左心室收縮所產生的壓力必須高於主動脈內的壓力，也就是動脈血壓愈高，心臟愈難把血液泵出去。這代表你得把血

管收縮劑量往下調，甚至停藥；另外還有將 ECMO 流量降低的選項，也可以降低心臟面對的阻力，我稱為「讓開大路」法。

　　臨床要選哪種方法？是維持血管收縮劑增加氧債？還是維持 ECMO 流量償還氧債？豈待智者而決。話雖如此，還可從另一個角度來看：誰說心臟只能把血向前泵入主動脈的？山中既有吊睛白額虎，未必要學武松，還可以繞著走。

● 治療心因休克時協助心臟回復的處置

VA ECMO 治療心因休克時協助心臟回復的處置		
有無針對病因的治療	有 ➡	針對性治療
無 同時有嚴重的肺部問題	有 ➡	考慮轉成 VV 或 V-AV 構型
無 可以調降升壓劑	不可以 ➡	有無血管阻力降低因素（藥物、感染）考慮左心去負荷
可以 心臟不漲／脈搏有沒有	漲／沒有 ➡	左心去負荷
不漲／有 可以調降 ECMO 流量	不可以 ➡	靜脈回流能力不良？右心功能？繼續使用 ECMO 考慮左心去負荷
可以 嘗試脫機		

● 左心淤滯血液的可能宣洩方向

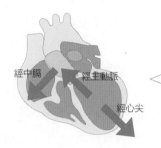

經中膈　經主動脈　經心尖

心臟漲，血液淤積，不是只有向前衝一條路，也可以從後門（左心室輔助器，LVAD）或側門（BAS）走。當然還是有正面突進的方法（Impella），但是非常昂貴。

　　光是調降血管收縮藥這件事，很容易在加護病房裡引起誤解，護理人員難以理解為什麼要對休克患者調降升壓劑，需要做好溝通。血管收縮藥的目標是調控心臟的後負荷，因過高的後負荷不利於心臟恢復，可是病情不會一成不變，藥物、鎮靜、感染等原因有時也可能造成後負荷過低，即使高 ECMO 流量還是撐不住血壓。結論是，裝 ECMO 不是不能用血管收縮藥，而是必須在監測下使用。

裝上 ECMO 仍有可能必須進行 CPR

　　發生心因性休克的常見原因之一是，影響血壓的心律不整。若在 ECMO 運轉中，患者發生了嚴重的心律不整，包括 VT（心室過速）、VF（心室顫動）、asystole（不心搏），甚至電風暴（electric storm）等頑固型心律不整，首先要檢查 ECMO 流量

跟管路顏色是否正常，若都是正常的，不必立即進行 CPR，先以藥物或電擊治療心律不整。要注意的是，使用 ECMO 的患者在發生不心搏或心室顫動的時候，可能是完全清醒的。這時，對一個清醒的患者使用高電壓電擊急救，對醫護人員是顛覆性的經驗。但若 ECMO 流量為零或流量很低，就要立即施行 CPR。若流量尚好，但是 ECMO 灌注端的血色暗黑，馬上用管道鉗夾住管路任何一處，並開始 CPR。

無論發生哪種狀況，都要同時聯絡 ECMO 團隊，但 CPR 不需要等 ECMO 團隊人員到場才開始，更不要眼睜睜看著缺氧黑血流入患者身體，卻還要堅持「我不是醫師，不會用管道鉗」。

對於急性心肌梗塞引發頑固型心律不整的患者，很可能是冠狀動脈阻塞沒有解決，必須趕快打通患者的血管。因持續缺氧而受傷的心肌，只要一點刺激就會亂跳起來，有時傳統的去顫電擊沒辦法使心律不整停止，還必須使用心臟節律器來治療。

人類的心臟很特別，每跳一次就會有一個很短暫的不反應期，就算有刺激也不會亂跳。因此當患者心律不整每分鐘160跳，將起搏器設定在 180 跳，大於心律不整的頻率。此時再電擊後，患者心臟就不易再發不整（超速起搏，overdrive pacing）。但若心肌持續缺血，一時的平靜後又會再度狂風驟雨般地亂跳。

ECMO 的出現，拯救了這類患者。我在 2012 年的研究指出，在沒有 ECMO 的時代，患者發生電風暴心律不整的存活率為「零」。而有了 ECMO 之後，這類患者的一年存活率竟可達六成以上。

● 心肌的動作電位與不反應期

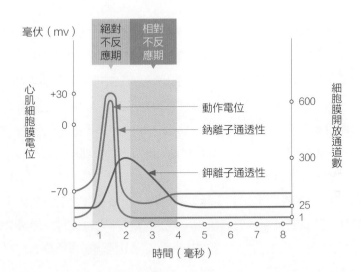

● VA ECMO 運轉中，心律不整的處置

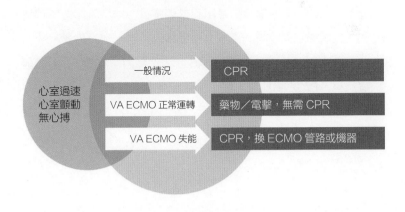

一條管子折到就能撼動 ECMO 功能

當 ECMO 流量低或管子抖動，常見原因有二：一是患者「有效」血液容積不足，二是插管位置不夠理想。但也可能是管子被壓到、折到、被堵住了。管子可能被耗材台車卡到、車輪碾到、病床邊欄卡到、患者身體壓到、管路過度屈曲折到。為避免壓、卡、折、堵的狀況，管路要用膠帶確實固定好，而且固定位置的選擇也要注意，要留出一定的騰挪空間，容許患者小程度的活動。如果整個管路被釘死在床上或床邊，患者臀部挪一挪、膝蓋彎一彎，插管會慢慢向體外移位。甚至如果患者摔下床來，由於 ECMO 管路被固定住，不能跟著活動，動脈插管會被全部扯出體外，此時股動脈插管處噴血，ECMO 也努力地以每分鐘幾公升的速度噴血，兩頭噴，怎麼活。如果認為加護病房的患者絕對不會從床上掉下來，這就是風險的開始。

ECMO 機器也曾因為電線插頭被踢落、蓄電耗盡後停擺，造成現場人員極大恐慌。現在，機器上都有警示燈和警報音，所以除了 ECMO 電線和插頭要用膠帶固定外，這些警報裝置都要打開，並將顯示面板方向調至方便醫護人員看得到的角度。

此外，同時檢查 ECMO 機器上三點壓力，包括 P1 馬達前引流負壓，P2 是幫浦後、氧合器前，P3 氧合器後。P1 負壓大，暗示前負荷不足或插管位置不良；負壓極高但流量明顯下降，表示靜脈插管阻塞。

● 靜脈回流機制

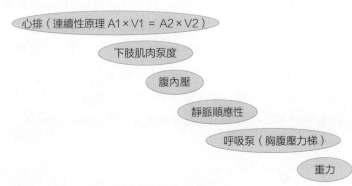

心排（連續性原理 A1×V1 = A2×V2）

下肢肌肉泵度

腹內壓

靜脈順應性

呼吸泵（胸腹壓力梯）

重力

● 血管內有效容積與靜脈回流量密切相關

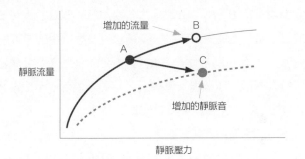

增加的流量　　　B

A　　C

靜脈流量

增加的靜脈音

靜脈壓力

通常靜脈壓力上升代表回流增加，如 A 至 B; 但血管收
縮時則靜脈壓力上升未必代表回流增加，如 A 至 C，
ECMO 患者心輸出量（心排）差、躺著不動、正壓呼吸、
血管收縮、腸胃脹。除了平躺這件事外，都不利於靜脈回
流，這些因素可以一一解決，不是灌水擴充容積就好。

當ECMO流量表顯示為零，先看患者的生命徵象是否崩潰，檢查ECMO轉速與流量，如果有轉速沒流量，可能是流量測量探頭功能不佳。ECMO的幫浦是電磁離心泵，再加上引流端的靜脈內血液容積並非固定不變，是以流量並不能夠直接用轉速計算，而必須用一個流量測量探頭卡在管路上，運用雷射光或超音波獨立測量。如果離心泵仍在運轉，患者血壓沒掉，只要將流量測量探頭重新再夾一次。某廠牌機器則可能需要在探頭上塗新的耦合劑。

　　如果整個ECMO的顯示螢幕都消失了，機器熄燈停轉，第一個檢查電源插頭，這種狀況的最常見原因是插頭掉了沒注意，造成機器蓄電量用完，只要將插頭插好、重新開機狀況即可解除。當發現ECMO注入側管路的血液顏色為暗紅色，可能是輸氧氣的管子被折曲或接頭鬆脫，氧氣管只要重新接好即可。

　　當然，也有一時無法排除的機器故障，此時備用機器相當重要，得趕緊換上新機器。應該說，院內永遠都應至少準備一台ECMO備用機。雖然有手動的旋轉應急泵，但是撐不了多久，除非當下有一堆備用「新鮮右手」。

　　當ECMO動力消失時，如果是VA ECMO模式，而且患者的心臟並非完全失能，動脈血液因為有較高的壓力，就會循著ECMO管路流往靜脈，相對於ECMO的流向就是逆流。本來這種ECMO當機的狀態，自體的心臟能夠擔負起循環的功能，是一種「安全氣墊」的作用，避免患者因為失去血流來源而摔得粉身碎骨。但是動脈血流沒有灌注到組織，反而從ECMO管路

流往靜脈，形成動靜脈的「短路」現象，此時患者的血壓會快速下降。

　　要停止短路、抑制血壓快速下降，就必須用管路鉗夾住管路；可是鉗夾太久，管路內就可能形成血塊。所以，整個危機處理的動作要快，如果費時過久，用燈光照射發現管路內有血塊，或者你「覺得」已經產生血塊，最好更換整套 ECMO 管路，包含氧合器和離心幫浦。此刻，溼預充管路的價值就會明顯地表現出來。

　　總之，當開始 ECMO 治療，這台機器就如同身體中的重要器官之一。ECMO 出問題，患者也一定出大問題。

避免下肢缺血的有效方法

下肢缺血的病因在於，動脈插管佔據了股動脈的空間，以致減少、甚至阻塞了流向下肢的血流，導致下肢缺血。發生率是 10%-50%。發生下肢缺血，可從三方向找出問題所在：

- 管子是不是太大？
- 血管太小（有外周血管疾病或用了很重的血管收縮藥）？
- 血流太少（需先弄清楚導因於哪一種休克）？

根據瑞典國王學院研究，ECMO 患者發生下肢缺血的比例為 18%、截肢率 6%。

2006 至 2016 年間，我在北醫服務期間，北醫 ECMO 患者發生下肢缺血而執行截肢的比例是 0.75%。我個人的患者，VA ECMO 的截肢比例為 0.43%。

● 小心陷阱

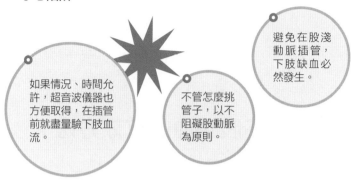

如果情況、時間允許，超音波儀器也方便取得，在插管前就盡量驗下肢血流。

不管怎麼挑管子，以不阻礙股動脈為原則。

避免在股淺動脈插管，下肢缺血必然發生。

　　ECMO 的下肢缺血，不等於截肢，截肢也未必是因為缺血。我們曾遇過因海洋弧菌造成休克的患者，裝上 ECMO 後，下肢該切還是得切，不能留著感染灶持續釋放毒素。

　　ECMO 相關聯的下肢缺血機制是插管阻塞股動脈，瞬間一滴血都無法從股動脈進入下肢，但由於患者大多有氣管插管、接受鎮靜藥或意識不清，如果現場醫護警覺不夠，一般需要幾個小時，症狀才會明顯。因為下肢的血流供應除了股動脈外，還有其他血流是從肚皮、會陰和臀部方面供應，下肢不一定會馬上就開始出現典型缺血症狀，愈是這樣愈危險，插管者心中一定要惦記下肢血液供應的問題。

　　然而一旦發現下肢缺血，而缺血時間又已超過 6-8 小時的處理黃金期，緊急恢復供血反而會產生「再灌注損傷（reperfusion injury）」，其症狀與缺血不同，會立即顯現，下肢會馬上大腫

大漲起水泡（腔室症候群），可能要接續接受骨科的緊急切開術。這個切開術極有可能造成持續滲血，再度休克，所謂「亡羊補牢，愈補愈不牢」。

● 腔室症候群病生理

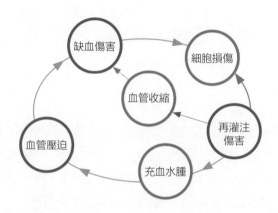

下肢缺血不一定需要截肢，如果不處理缺血問題，由於患者的症狀發展比較緩慢，或許就在這段時間內往生，無截肢必要；而延遲緊急處置的下肢缺血，由於症狀明顯，馬上陷入一個困境：該繼續支持療法，還是該截肢保命？

問題是，截肢也未必能保命，患者原本的疾病嚴重度才是決定存活的關鍵。所以就會形成這種臨床現象：醫師只會對疾病嚴重度相對比較輕、預估存活率比較高的患者施行截肢手術。並非醫師不願意嘗試拯救肢體，而是擔心壞死肢體釋放的種種毒素會

回過頭來顛覆患者存活的機會。有研究指出，裝置 ECMO 病患合併下肢截肢的存活率較一般 ECMO 患者高，我們觀察到的現象也是如此，這類患者大都成功出院。

保守觀察不如積極處理，積極處理不如早期預防

截肢是一個棄車保帥的決定，感染造成敗血症威脅性命，大量組織壞死引發劇烈全身炎症反應，或多重器官衰竭，這些才是截肢的適應症。

下肢缺血的患者不會馬上截肢，因為他可能根本脫離不了 ECMO，或者即使脫離了也可能在院內死亡；下肢缺血可以治療，未必一定要截肢。無論血管通暢與否，醫師不會猶豫切掉已經引發敗血症、壞死性筋膜炎或海洋弧菌筋膜炎的腳。反之，即使是外周動脈疾病的患者感染了真菌性骨髓炎這種棘手的病，只要沒有威脅性命，也不會有醫師因為嫌麻煩就把患者的腿給切了。但若 ECMO 患者預期無法脫機，預後極差，即使腳的狀況再差也不會有人去切它。早年我曾見過一位 28 歲的 ECMO 患者，上午 9 點截肢，11 點就死亡，叫家人情何以堪。

預防才是避免下肢缺血之道，再多亡羊補牢的緊急處置，不如在插管時就避免阻塞下肢血流。雖然如此，也不能矯枉過正，還是要注意處置的優先順序。人體重要器官對缺氧的耐受度，腦子只能忍受 5 分鐘、腎臟 25 分鐘，心臟大概 30 分鐘，腿上肌肉可以忍受 6-8 小時。因此在腦部或心臟缺氧的場合，千萬不要為了保住腳而延遲治療重要器官。下肢缺血的保護措施有以下五種：

- 切開法＋遠端灌注管
- T-graft 插管
- 經皮遠端灌注管
- 足部分流導管
- 用介入方式處理血管狹窄問題

● 下肢灌注狀態的監測一定要做

1.
調降縮管藥，這本來就是 ECMO 的治療原則。

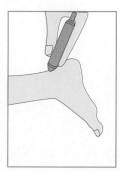

2.
做冠狀動脈檢查時別忘了提醒檢查下肢血流。

3.
每班檢查足部血流（Doppler 聽診器）。

這是 ECMO 治療中有可能會發生的併發症，雖然我們努力研究優化治療，仍無法保證永不發生。至少，我們的實踐已經明顯將發生率降到 1% 以下。

　　女性、有外周血管疾病、使用高劑量正腎上腺素或血管收縮藥等是下肢缺血的危險族群。因此，股動脈直徑小的患者在插管選擇上，至少要留下三分之一的股動脈截面積，讓向下血流通過；按需選管，不要盲目信任紅皮書；若搞不清楚股動脈大小，一律

使用 15Fr 動脈插管；若是身材極為嬌小的女性患者，則使用切開法置放插管。

● 最簡單安全的方法

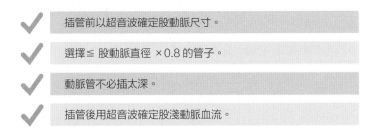

插管前以超音波確定股動脈尺寸。

選擇 ≦ 股動脈直徑 ×0.8 的管子。

動脈管不必插太深。

插管後用超音波確定股淺動脈血流。

VA ECMO 開始運作後，除治療性低體溫外，冠狀動脈攝影常是第一步的檢查。冠狀動脈攝影之後，別急著抽導管，到腹主動脈分叉處，翻越過去對側（ECMO 插管側）做下肢血管攝影，檢查下肢血流。如果時間允許，現場有超音波儀器在，插管前就要檢查下肢血流。管子的挑選，以不阻塞股動脈為原則，尤其當時患者狀況都不好，即使 ECMO 只有 3 公升流量，也能幫上大忙。

一旦需要上遠端灌注管，傳統上要切開傷口、分離出血管來插管，但我推薦在超音波指引下，經皮穿刺 8.5Fr 的肺動脈導管（Swan-Ganz）血管鞘，進入股淺動脈做為遠端灌注管。技術容易（只有一個要訣：醫師轉到患者的左側來插管，管尖向著腳丫子），肺動脈導管血管鞘有防折設計，即使已經折曲，常仍能保

持通暢。一般使用的 6-8Fr 血管鞘，三通管處會限制血流，常造成血栓阻塞，我早已不用了。這個灌注管的通暢與否，當然可以外接流量計予以監測，成人流量在每分鐘 300-500 毫升。其實只要它一堵塞，血液停止流動，5 分鐘內就會見到管道內血清血餅分離。因此，只要看到管道還是均勻的紅色，就表示它的血流順暢。

下肢缺血與截肢，是 ECMO 治療中有可能會發生的併發症，雖然我們努力研究優化治療，仍無法保證永不發生。至少，我們的實踐已經將發生率降到 1% 以下。

面對下肢缺血，保守觀察不如積極處理，積極處理不如早期預防，預防才是避免下肢缺血之道。再多的遠端灌注管，不如在插管時就避免阻塞下肢血流。

● 需要遠端灌注管的時候

 推薦使用超音波指引下經皮穿刺 8.5Fr 的 Swan-Ganz 血管鞘進入股淺動脈，做為遠端灌注管。

 小心慎重地穿刺。

 流量每分鐘 300-500 毫升，可用流量計監測。

 不要用三通連結。

20

沒脈搏怎麼辦？
主動脈內氣球幫浦

脊椎動物有個特色，身體內血流不是連續性的「穩流」，而是脈動式血流。要是在家洗手，水龍頭打開，水噴一下、停一下，你一定覺得水龍頭壞了，但是人、烏龜、甚至一條魚也好，脊椎動物的血流都是脈動式，血壓有高有低，呈現規律起伏。我們把手放在手腕撓動脈，可以摸得到跳動，所謂「脈動」應指，我們將之當作心臟正常收縮、循環系統正常表現的徵象。

但這個陳述是完全正確嗎？假設有個水桶，桶子裡的水完全沒有流動，有一個人拿著一個大木槌，每秒固定在水面敲一下水，因此可偵測到水的脈動，每分鐘 60 下。請問：水池的水有在流動嗎？沒有。但偵測數據卻告訴你「有脈動」。

當患者裝上人工心肺機之後，是摸不到脈搏的，因為人工心肺機把心臟的泵血功能全部取代。如果裝的是 VA 構型的

ECMO，脈搏有時有、有時無，端看患者心臟殘存的功能，這也是 ECMO 與人工心肺機的重要差異。

對 VA ECMO 患者灌注的評估，臨床最重視血壓。但很多 ECMO 患者的血壓在加護病房內是盲目管理，因為測不到。沒有脈動式血壓，摸不到脈搏，所以也穿刺不上動脈測壓管，而一般的血壓袖帶對於 ECMO「穩流」血壓根本毫無用處。

「無脈者死」，大家還記得 CPR 的起始條件？沒意識叫不醒、頸動脈摸不到脈搏就可以開始 CPR，沒有人要求 CPR 之前還要打動脈導管測有無血壓。這個標準沿用幾十年，深深刻入醫護人員靈魂深處。所以，當醫護人員初次看到心臟沒有搏動卻神智清醒、血管沒有脈搏卻有血壓，絕對是一種「震撼」的體驗。可能讓人不禁讚嘆，感受到現代醫療科技的進步；也可能讓人備受困擾，覺得正常的照護準則遭到顛覆，傳統的鐵律出現例外。

血壓波形一直線，或是只有微微起伏的波動，若照傳統的急救觀念，早該跳上床去壓胸急救，或是馬上抽強心劑注射，怎麼可能任此狀態從早到晚、幾天幾夜？人工產生脈搏這個概念可以彌補臨床和學理上的距離，另拿個機器在血管內規律的敲血流，製造出人工脈動，先別說其醫學上的功能，起碼「撫慰」了人心，而且這個機器既然在血管內，當然也可以測血壓，避免血壓盲目管理的窘境。幸好這個機器出現的比 ECMO 還早，其功能也已在臨床上被廣泛接受與認可。

伴隨 ECMO 輔助而使用的人工脈搏產生器叫做主動脈內氣球幫浦（intra-aortic balloon pump，IABP），可說是天才的傑作。

降低心臟後負荷，同時增加心輸出量

心臟是個不斷收縮且不會累的肉球，負責持續賦予血液動能，使其能循血管灌注全身。心肌需要大量的養分與氧氣供應，冠狀動脈負責供應心肌養分跟氧氣。前面提到冠狀動脈的解剖，是匍匐在心臟表面，再分出分支血管垂直穿入心肌。心臟收縮時，心肌本身的肌肉體積不會縮小，而是全體心肌纖維同步向心的運動，造成心腔的縮小，繼而提高心腔內血液的壓力。當心臟這顆肉球整體因收縮而直徑變小時，心肌本身的厚度會增加。

想像一下，氣球擴張時氣球壁變薄，縮小時氣球壁會變厚，無論漲縮，氣球本體質量不會變。問題是當心肌收縮變厚時，走行在心肌內的冠狀動脈分支血管就會被心肌捏扁，無法讓血液通過。這個現象表示，血液灌注心肌的時間主要是心臟的舒張期，而舒張期乃是心臟再度充填血液的時間，以便在下一次的收縮時將血液泵出。此時的主動脈血壓，也就是所謂的「舒張壓」。

大家都知道，舒張壓比收縮壓低，這個壓力不是由心臟生成，而是依賴血管的彈性。既然冠狀動脈是在舒張期灌注心肌，那麼此時冠狀動脈內的血壓，當然就是舒張壓。好比幫籃球打氣的例子，心腔內部壓力會成為心肌灌注的阻力，也會影響冠狀動脈血液的流量。

是以，改善冠狀動脈血流的因素包含了足夠高的舒張壓，以及較低的「心臟充填壓」。當患者心臟生病、收縮功能不好時，醫師能幫什麼忙？以最常見的冠狀動脈阻塞造成心肌梗塞為例，醫師當然希望能恢復冠狀動脈的血流，所以要用氣球、支架、繞

道等方法打通血管；還希望降低充填壓，所以要給硝化甘油和嗎啡；給氧氣、預防或治療心律不整、控制症狀也都是醫師能做的事。另一個重點是，維持足夠的心輸出量，避免血壓過低，避免急性心衰竭，所以也有可能必須給強心劑。

● 心臟收縮時的心肌厚度變化

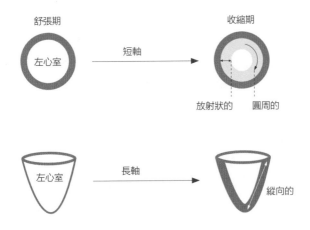

舒張期　　　　　　　　　　　　收縮期

左心室　　　短軸

放射狀的　　圓周的

左心室　　　長軸

縱向的

　　　主動脈內氣球幫浦（IABP）就是一種能同時達成這些目標的神奇機器。雖然近年的研究顯示它好像沒那麼神奇，還是有許多醫師仍然篤信 IABP 的療效。我遇到不少同行都直言不贊同 IABP-SHOCK II 研究的結果（該研究結果顯示 IABP 其實無法改善心因性休克患者的存活），不過這些不贊同意見都僅止於

「意見」。由於醫師們對 IABP 的經驗比 ECMO 多得多，而且在前 ECMO 時代，IABP 本就是主要治療心因性休克的機器，也確實拯救了許多人命，直到現在 IABP 還是比 ECMO 更普及，實務上也常常與 ECMO 合併使用，我們還是必須了解其作用與原理。

IABP 靠 40 毫升的真空狀態達到多重目標

我以最容易理解的方法來敘述，IABP 由三個部分所組成：

一、**驅動訊號部**：通常利用心電圖的變化驅動，也可以用血壓的變化、心律調節器的訊號，或是按固定頻率驅動，例如心臟不收縮的場合。

● **研究顯示 IABP 對心因性休克並無額外存活利益**

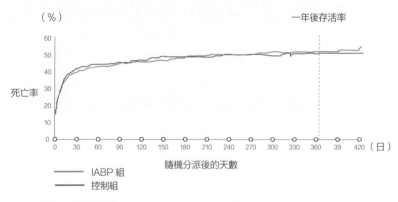

資料來源：《刺胳針》，2013 年

二、**氣球導管部**：有適合各種體型的氣球導管可供選擇，通常是用容積 40 毫升的導管。導管前端有香腸狀的氣球，充氣則漲，消氣則縮。

　　三、**打氣幫浦部**：也就是所謂的主機，內部有打氣幫浦，可依驅動訊號將氦氣打入或抽出氣球導管。

　　操作時，將氣球導管從患者鼠蹊部股動脈導入到靠近主動脈弓遠端處，將導管和驅動訊號來源連接上主機。現在的主機都很聰明，按幾個鈕就會乖乖運作，體積小又比較安靜，和早期的機器相比先進得多。運作時，氣球導管會在舒張期充氣擴張，在收縮期時消氣縮癟。

　　氣球擴張時，雖不至於完全封閉主動脈，仍會相當程度地增加血液正常流動的阻力，造成氣球到心臟之間區段血壓的上升。由於是在舒張期擴張氣球，其效果就是增加了舒張壓，也就是冠狀動脈的灌注壓。氣球在收縮最初期消氣縮癟，由於幫浦的作用，消氣是在一剎那間完成。氣球導管置於主動脈血流內，突然消氣，也就是在主動脈血流中突然製造了一個 40 毫升的「真空」，旁邊的血液會立即流過來填補這個真空。此時正是收縮期的最初階段，通常心臟要加壓血液才能泵出血流，但此時心臟一開始收縮，就發現前頭有一個真空地帶，不花力氣或少花力氣，就能輕鬆地泵出血流（生理學上稱為「降低後負荷」），不但增加了心輸出量約 10% -20%，心臟內在收縮期未能泵出的羈留血液量也減少了。如此一來，舒張期的充填壓也降低了，華麗轉身，又增加了冠狀動脈灌注的效果。

　　一魚數吃，精緻發想，IABP 不愧天才發明。

● 反搏的原理

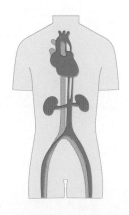

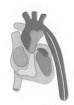

心臟收縮前一瞬間（主動脈開放時），球囊放氣，降低主動脈內舒張末壓，減少左心室做功，降低後負荷，減少心肌耗氧。

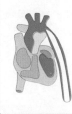

心臟舒張前一瞬間（主動脈關閉時），球囊充氣，增加舒張期冠狀動脈灌注壓力，增加心肌供氧。

● 主動脈氣球幫浦 IABP 的運轉週期

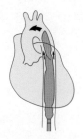

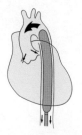

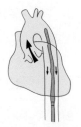

A. 舒張期氣球充氣膨脹

B. 近端主動脈血流壓力上升，灌注冠狀動脈

C. 收縮期氣球消氣，製造真空協助心臟泵出血液

VA ECMO 場合血液由下而上，氣球膨漲適足以阻擋血流，IABP 功能與平時又為不同。

為何心臟變更差？
談「弄臣症候群」

心臟泵出的血液，進入主動脈後，循著各分支送往頭腦、上肢、肝臟、腎臟、腸胃、下肢等部位。當 ECMO 開始運轉，有的患者心臟仍有心輸出量，有的急救患者則心臟已經不收縮，有些患者本來心臟還顫顫微微地跳著，一段時間又惡化成紋絲不動了。進兩步退一步，臨床常見，裝上 ECMO 不代表就能扭轉病情。如果手邊有心臟超音波，對比 ECMO 裝機前後的心臟影像，常常見到裝機後心臟更漲，收縮更差。

當然也有心臟縮小、收縮改善的狀況，例如像肺栓塞、右心衰竭的患者。然而，「裝上 ECMO 心臟更差」的現象，還是跟很多人的刻板印象衝突極大。臨床醫療人員對於治療效果總有某些預期，「裝了 ECMO 患者為什麼這麼快死？」「裝了

ECMO 血壓為什麼還會掉？」「裝了 ECMO 為什麼血氧還不好？」這樣的疑問屢見不鮮，一是與他們的預期不符，二是這種與預期不符的狀況實在很常見。

● 心臟無力安裝 VA ECMO 後，心臟更漲。心臟中的血液淤滯，進退兩難。

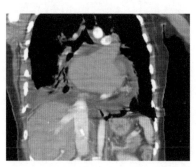

● ECMO 運作中的經食道心臟超音波，顯示心臟鼓漲，肺動脈內全部都是雲霧影，血液處於停滯狀態。

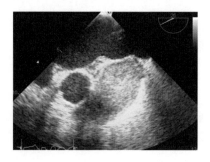

臨床上常見的原因之一就是「弄臣症候群（Harlequin syndrome，Harliquin 是歐洲中世紀演戲耍寶給國王、諸侯看的滑稽丑角，他們經常穿著一黑一白、或一黑一紅的衣服）」，也有人稱為「南北症候群」、「陰陽人現象」、「分水嶺現象」、「雙循環現象」等。（另有一種自主神經系統的疾病也叫做弄臣症候群，所以為了不混淆，會有其他稱呼也不足為奇）

前文有提到過「血流混合點」的觀念，當心臟血流往下，ECMO 血流往上，兩個方向相反的血流會在主動脈某處相遇。如果心臟實在沒力，收縮的力量連主動脈瓣都打不開，ECMO 血液可以往上打到左心門口，患者的「血氧分壓」數字會非常漂亮，可以到 400-500 毫米汞柱，是正常人血氧分壓的好幾倍。

可能是心臟在推手比賽佔上風

如果心肌細胞還沒完全死透，只是暫時失能，過幾天心臟能逐漸恢復。就像一個人幾天沒吃飯、又要做體力活，又餓又累暈倒在路邊，你只要給他飯吃、讓他休息、洗個熱水澡、好好睡覺，幾天體力就恢復了。心臟也一樣，吃好喝好（足夠的灌注、足夠的氧氣），光吃不做事（不刺激、不做工），也會慢慢恢復收縮功能。

隨著心臟慢慢恢復，心臟打出來的血流愈來愈強，ECMO 的血就愈來愈打不到左心室門口，接著連巷口也打不到了。「血流混合點」的位置從靠近心臟、靠近冠狀動脈的位置，退到下一個血管分叉點：往右手、右腦的血管（無名動脈）。

剛放 ECMO 前兩天，右手撓動脈測得血氧分壓是 500 毫米汞柱，血氧飽和度100％。幾天之後，血氧分壓變成60毫米汞柱，血氧飽和度降到 80％ -90％。加護病房護理人員看到這種數字會馬上跳起來：「糟糕，患者缺氧啦！」少數醫師看到這種數據也會開始質疑：「剛裝上 ECMO 本來血壓好、血氧好，忽然血氧就掉了，是不是沒弄好？」右手血氧分壓跟血氧飽和度變差後，通常隔天左手的數字也會變差。

一般醫護人員看到裝上 ECMO、血氧變得超級好，大讚ECMO 好厲害，我心裡想的卻是「患者心臟大概很無力」；當患者右手血氧數字變差，大家都說「糟糕了」，我卻覺得「太好了！」期待左手數字也趕快變差。一旦右手、左手都陸續變差了，代表患者應該沒有大問題，很快就可以拔 ECMO。

ECMO 一裝上，患者血氧數字變漂亮，代表的是患者心臟很糟？這話也只說了一半。另一半沒說的是，也有可能是ECMO 流量太高、給的太猛，把 ECMO 的血流直衝心臟出口，造成瓣膜張不開，心臟泵不出血。裝 ECMO 剛開始可以大流量，但後面要記得調降升壓劑，讓開大路，讓心臟面對的阻力下降。若你讓開大路，瓣膜還全然不張開，代表患者的心臟真的很糟。

弄臣症候群後必觀察三要點

當患者心臟經過治療終於開始改善，直接的徵兆就是心臟開始輸出血液，問題是這些由心臟輸出的血液，並不是由 ECMO氧合器獲得氧氣，經由管路輸送而來的；而是和正常人一樣，從肺臟獲得氧氣、由肺靜脈運送來的。

和 ECMO 的血流相比，來自肺臟的血液中的含氧量要低得
多，尤其是出現「堰塞湖」、有肺水腫的患者，來自肺臟的血氧
可能跟體循環靜脈血氧差不多。這些含氧量不佳的血液如果打到
右手並被測量到，當然就是血氧惡化了；倘若心臟愈來愈有力，
能把血液打到左手，患者的血氧分壓跟血氧飽和度會呈現一個
「上半身低、下半身高」的狀態，這就是弄臣症候群。

● VA ECMO 常見的弄臣症候群

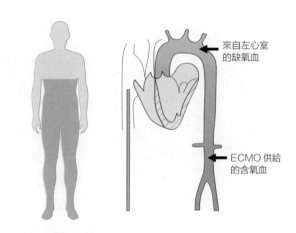

來自左心室
的缺氧血

ECMO 供給
的含氧血

上半身血氧差，
下半身血氧好。
這是 VA ECMO
獨特的現象。

差異性缺氧

弄臣症候群的出現，並不只是描述了一種 VA ECMO 獨有
的臨床現象，其實還暗示了三件事。一是心臟的收縮有所改善。

弄臣症候群可說是心臟恢復的必經之道，可是不能太嚴重，因為血氧較差的血液正在灌注心肌和大腦，這是第二個暗示。冠狀動脈（供應心肌）是主動脈的第一分支，無名動脈（供應右手右腦）是第二分支，右手血氧差還是小事，對心肌梗塞和歷經急救腦部有所損傷的患者來說，這些器官，尤其是大腦，如果再度被氧含量低的血液灌注，有可能再受傷害，甚至萬劫不復。

● 弄臣症候群對已有腦損傷的患者，可能是最後一擊

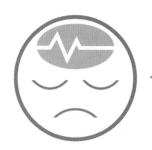

尤其是 ECPR 救回的病人，本來神經學功能已有改善，有時因二次腦傷害就此昏迷不醒，甚至出現神經性休克。

弄臣症候群之所以會出現上半身血氧不佳，是因為肺臟狀況差，這是第三個暗示。ECMO 患者的肺臟狀況不好，並非只有肺水腫一種原因，也有可能肺部痰液清除不佳、院內感染發生肺炎，或者通氣不良造成肺臟塌陷，以至於肺臟的換氧能力受損。如果是肺水腫，除了傳統的限水利尿外，心臟引流應當列入考慮；若是感染或肺部塌陷，就該加強一般的體療（physical therapy）及藥物、營養等。

弄臣症候群也是加護病房認知患者心臟正在恢復的初期指標之一。這是 ECMO 生理學奇妙之處，明明患者的心臟在休養過後正逐漸恢復，但在加護病房卻看不到這些證據，因為臨床病情變化有分「馬上看得到」跟「無法馬上看得到」。血氧變差馬上看得到，心臟收縮改善無法馬上看得到。

監視器上，護理人員可以看到心跳、血壓、血氧飽和度數據，但是心臟如何收縮根本看不到，除非患者每天照心臟超音波，或者裝更先進的心輸出量偵測器。在台灣，健保對心臟超音波有人員、適應症、次數等限制，而且 ECMO 的心臟超音波全是由心臟內科醫師做的，住院期間只要患者做第二次，醫師就得寫健保申覆。通常我的 ECMO 患者只做兩次心臟超音波，一次是裝 ECMO 的時候、一次是拔 ECMO 的時候。能隨心所欲做心臟超音波當然很好，可以密切直接觀察心臟的狀況，但做心臟超音波的頻率似乎不影響 ECMO 患者的結果。

總之，弄臣症候群是 VA ECMO 患者邁向復原的必經之路，為免這道「門檻」絆倒患者，肺一定要管好，別讓心臟裡的血液氧含量太差。為預防感染，要加強營養、體療、洗手；為控制肺水腫，就要在「左心去負荷」上下工夫。

22

出血併發症

　　ECMO 是一個嗜血怪物，吸血（引流）又吐血（注入），還特別容易流血。

　　台北市曾發生一個重大工安意外，有輛滿載觀光客的遊覽車，被一具從天而降、自建築工地 30 樓高掉落的起重機吊臂砸中，多人重傷。有位重傷旅客被送到我當時任職的醫院，各科醫師在急診室會診，自動體外按摩機猛壓胸，醫師們在旁邊評估，怎麼看這位患者都是沒救了。心臟不跳、頭蓋骨破裂、手腳粉碎性骨折、肋骨全斷、肺部破裂氣胸，極嚴重的外傷，看來已無手術必要。

　　不料此時傳來消息，送至其他醫院的重傷者全滅，無一倖存，希望能積極救回這位患者。可是心電圖呈現一直線該怎麼

救？當然是找 ECMO 來救。很快地患者被裝上了 ECMO，雖然之前已經為他急救了一個小時，但 ECMO 一運轉，心跳、血壓就恢復了。不料，ECMO 運轉才 3 分鐘，患者所有傷口開始猛烈出血，已經包紮了的頭部與四肢，血湧湧地流，一滴滴落到地面；胸腔兩側為治療氣胸所插的胸管，好似開水龍頭一樣流血。醫院馬上緊急輸血、大會診。

神經外科醫師說：「頭蓋骨裂開，血液會流出來，不會壓迫腦子，現在不需要手術。」胸腔外科說：「肺部鈍傷和氣胸已經處理了，裝上 ECMO 後血氧很好，現在也不必處理。」結論是處理骨折最重要，由骨科先去做外固定。

再來更重要的是，這算誰的患者，由誰照顧？不出意料，最後是由加護病房主任來照顧。

實際上，出血不去手術止血，除了輸血還能做什麼？針對性治療永遠優先於支持性治療，於是患者很快地因為大量出血與大量輸血，導致凝血功能完全被破壞殆盡，最後仍回天乏術。

這起意外的患者在 ECMO 使用上是一個極端特例，即使醫療盡善盡美，救回來也是植物人或者腦死。但就學習上，這個案例顯示出幾個 ECMO 出血併發症的特點：對於已有出血點或外傷的患者，ECMO 改善血流、提升血壓的同時，會使出血更加嚴重；只輸血不止血，等同於放棄治療。

這起意外還牽涉到臨床責任制與人性的問題。止血失敗，責任在人；輸血失敗，責任在血。與其在人，何如在血。當醫療挑戰性極高的病例出現時，醫師的性格與醫院的文化會成為選擇治

療手段的關鍵因素，建立跨科室合作機制的 SOP，才能克服人性弱點，給患者更大的存活機會。

● 外傷引發的凝血障礙

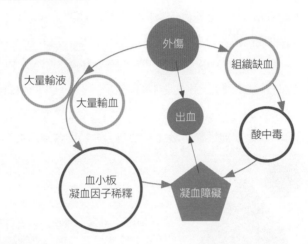

抗凝是重要功夫

凝血系統是人體中最複雜的機制之一。凝血會消耗血小板跟凝血因子，也會活化炎症反應，而炎症反應又會回過頭來再激活凝血反應。人類血液的「出血」跟「凝血」處於平衡狀態時，已經流出來的血，身體會自動吸收掉，像是小時候跌倒瘀青的傷口，一段時間後會自動消褪。

ECMO 的出血危險處在於「外科手術出血」與「原本就存在的內出血」。而 ECMO 好發血栓處則在插管處、氧合器，以及管路內部，因此「抗凝」是重要功夫。

先談 ECMO 出血危險處。比方說患者可能原本就有胃出血，只因急救當時心輸出量低、血壓低、血量低，神經系統跟內分泌系統正在自主性保護機轉，血管收縮減緩出血，所以沒有明顯的出血徵象。一裝上 ECMO，血量夠了、血管鬆開了，於是開始表現出大量出血。手術傷口處也是同樣的狀況。

無論是指南、研究或臨床，在看來輕描淡寫的描述背後，其實大家都知道 ECMO 患者幾乎天天需要輸血。對 VA ECMO 來說，出血尤其是難題，出血控制遂成為管理初、中期的成敗關鍵。

● ECMO 是嗜血怪物，吸血又吐血，還特別容易流血

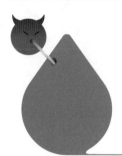

不論是指南、研究、實務，大家都知道 ECMO 患者幾乎天天輸血。2015 年，Hesham Omar 指出，ECMO 每天平均輸 5 單位紅血球、9 單位血小板。

ECMO 治療中，因為需要給予抗凝血劑肝素，自然也就更容易出血，這一點是加護病房人員共同的認知，是以如何平衡抗凝與出血自然也就變成臨床上考慮的重中之重。在患者發生出血併發症的時刻，少給或不給抗凝劑，以避免加重血液流失，是目前的標準應對。那麼這種抗凝不足，是否反過來會增加患者血栓

事件的發生率呢？當然會，可是從實務經驗來看，ECMO 治療中，因出血殺死了許多患者，但沒有幾個治療失敗的患者可以完全怪罪到血栓事件。

我們已知除了抗凝劑外，ECMO 循環本身就會造成血小板聚集，或者消耗血小板與凝血蛋白。過程中所產生的微細血栓可用血管超音波偵測到，但是偵測到血栓與患者發生血栓併發症之間，沒有明顯相關性。ECMO 跟人工心肺機不同，沒有儲血槽，是連續穩流，在整個循環系統中血液都是流動的，只有左心可能出現淤滯狀態，這也是為何左心需要引流的重要原因。

● VA ECMO 的中樞神經併發症

ELSO 登錄的
4522 例 VA ECMO
15.1%
有神經學併發症

腦死 **7.9%**

腦梗 **3.6%**

癲癇 **1.8%**

腦出血 **1.8%**

有中樞神經併發症
的 VA ECMO
死亡率為 **89%**

沒有中樞神經併發症
的 VA ECMO
死亡率為 **57%**
p<0.001

在以下狀況中，ECMO 患者有出血傾向：

- 黏膜剝落、壓力性潰瘍
- 缺血之後再灌注
- 低體溫
- 血液細胞消耗
- 侵入性操作
- 血壓波動
- 凝血因子消耗
- 抗凝劑

內出血危險處在於：

- 顱內出血
- 肺出血
- 腸胃出血
- 下消化道出血
- 腸直肌或腰大肌出血
- 流鼻血

有一些心臟驟停、用上 ECPR 才救回來的患者，ECMO 治療後期或是撤機之後，才延遲發生肛門、直腸大出血，我把它稱為「ECPR 急救後」併發症。人體腸胃道屬於一套循環，表皮皮膚又是另一套循環，兩套循環交界處在肛門，是循環分水嶺，嶺北血自腸道來，嶺南血自皮膚來。

如果患者血壓低、休克急救，哪裡血流最少？當然是分水嶺，如同自來水廠管線的最末端，血流不足的時間太長，管線末

端的細胞會最先死亡。但早在肛門的細胞死掉之前，腦細胞會先死掉，人也就死了。人都死了，何來肛門出血的狀況？但是有 ECPR 之後就不同了，裝上 ECMO 之後，本來應該死掉的患者被救活，兩星期到一個月之內，肛門或是直腸黏膜處破掉，急救當下已經缺血受傷了，產生了微細的傷口，現在血量足夠了，如果受傷的部位在血管，就有可能開始大出血。不只是肛門，所有管線末端，具有循環分水嶺特質的地方都可能出問題。

● ECMO 患者腦中風怎麼辦？ NIRS ／ TCD ／臨床觀察

只要神經症狀出現，黃金期內仍可再做灌注治療	ECMO 不是禁忌症
tPA ／顱內介入／開顱手術	德州休士頓聖路加醫學中心建議：ECMO 裝上去先做腦部電腦斷層

百年老藥扛起抗凝重責

ECMO 需要抗凝，人所共知，但必須認識以下三個現實：

- 過度抗凝造成出血，常成為患者的死因。
- 抗凝不足引發血栓，會製造各種麻煩。

- 凝血反應會活化炎症反應、消耗血小板。

大多數的 ECMO 都選擇肝素做為抗凝手段。1916 年，美國醫師杰・麥克連恩（Jay McLean）從豬腸、馬肺、狗肝這些器官中分離出肝素，1937 年初次被使用在手術後與產後栓塞的預防。這充滿傳奇的百年老藥，在現代醫學中仍扮演重要角色。

抗凝血劑的作用是讓身體的血液不易凝固，反過來講就是非常容易流血。如果患者剛開完心臟手術、鋸胸骨、切大傷口，而此時放 ECMO 必須給肝素抗凝，出血會非常可怕。通常暫時先不給肝素，前數小時內要重建患者凝血功能，密集監測患者出血狀況，再慎重決定何時開始抗凝。

● 什麼是理想的 ECMO 抗凝劑？

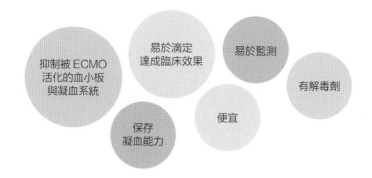

實際上抗凝該怎麼做？出血量、血小板、纖維蛋白原（fibrinogen level）是三個重要觀察點。至於一般拿來監測凝

血的「時間指標」，如活化凝血時間（ACT）、凝血酶原時間（APTT）等，在此時皆非重點，千萬別被這些時間指標「讀秒」而硬上抗凝劑。

對心臟外科來說，ECMO 使用期間給予患者肝素是自然反應。因為出血跟血栓都有可能發生，但是發生的部位不一樣。出血會發生在腦部、腸胃道和肺部；中大型血栓最常發生在插管跟氧合器。發生部位的不同，決定了何種比較重要。

外科出血的部分要確實止血。外傷患者在手術後可以延遲一段時間再給肝素，或者改用低分子量肝素（low molecular weight heparin，LMWH）。千萬別在活動出血患者身上給正常肝素劑量。VA ECMO 患者做導管、造影穿刺，有可能引起嚴重血腫，建議找經驗豐富、技術精湛人員執行。引流胸腔積液時，穿刺引流的出血風險極高，高度建議改用胸管。

血栓三要素

150 年前，德國病理學家魯道夫・菲爾紹（Rudolf Virchow）從血栓患者病歷中整理出最容易發生血栓的三個要素，稱為「Virchow's Triad 三要素」，包括：

- **血流停止**
- **血管內皮損傷、組織受傷或接觸異物**
- **血液處於高凝、黏滯狀態**

放支架、放插管這些對身體來說都算異物。ECMO 的管路內部對人體來說也是一個異物，為了降低管路的人工介面活化凝

血系統的程度，工程師們在管路的材質上動腦筋，現在已有肝素塗層及生物相容性塗層的管路，把抗凝劑「焊」在管路內外面。使用這類管路時，管路血栓機率會變小，抗凝劑的需求也降低。但機率小不等於零，「焊」上的肝素也會逐漸脫落。期望 ECMO 完全擺脫對抗凝劑的依賴，還要繼續盼望科技的進步。

ECMO 的抗凝目標是預防血栓栓塞，以避免管路功能不良與血栓竄入循環，出血是副作用。沒有一個理想的抗凝目標可以涵蓋所有的 ECMO，每個患者狀態不同，同一個患者的初中晚期狀況也不同，考量重點是可行性與有效性。別忘了，出血是 ECMO 患者的重要死因之一。

ECMO 抗凝沒有完美方案

病程中，患者的凝血功能始終持續在變動，疾病、藥物跟 ECMO 都是變動因子。抗凝在 ECMO 運轉初期是必要的，剛開始我建議抗凝劑要用到足量。因為患者凝血能力儲備尚稱完好，加上凝血被活化，血栓的風險高於出血危險。剛受傷、剛開刀、剛急救時，屬於凝血活化期，重點在於凝血跟發炎，大發炎就會大凝血，醫護人員要避免凝血發生，除了怕阻塞，更怕「消耗凝血儲備」。只要不凝血，就不會消耗凝血儲備。

當發展出血小板缺乏症跟低纖維蛋白原症時，出血風險會高於血栓，抗凝的強度需要被限制或停止，也別忽視靜脈血栓及其併發症。

前面的血栓三要素有提到，血流停止、血液處於黏滯高凝

狀態就容易血栓。裝 ECMO 的患者心臟衰竭，收縮差、血流慢，造成所謂「心衰」就容易血栓。當你看到患者血壓降低，根據白努利定律，也可以理解成「血液流速變慢」。假設血管大小不變的話，壓力跟速度平方成正比，加上患者天天輸血，輸入的血液中本來就會有很小的渣渣（血球聚集），一般輸血都要流經過濾器。比方紅血球血袋裡頭常有血液細胞聚集形成的「渣子」，會顯現在過濾器裡，渣子就是血栓種子，進到身體裡就容易出問題。

● 醫療現實圖像

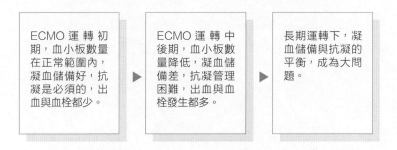

ECMO 運轉初期，血小板數量在正常範圍內，凝血儲備好，抗凝是必須的，出血與血栓都少。

ECMO 運轉中後期，血小板數量降低，凝血儲備差，抗凝管理困難，出血與血栓發生都多。

長期運轉下，凝血儲備與抗凝的平衡，成為大問題。

ECMO 開始運轉的前 72 小時，是管理的黃金時期，此時患者的抗凝系統依舊健全，比較容易達成抗凝指標與避免出血，傷口止血也較容易。按照 ELSO 建議活化凝血時間（ACT）160-180 秒或凝血酶原時間（APTT）50-60 秒的指標即可。隨著治療時間延長，患者的凝血儲備已遭破壞，抗凝劑的使用就要相對

降低，以避免出血併發症。

我的經驗絕對不是完美的。事實上，目前所有研究都無法證明某種抗凝方案優於其他方案，不同機構的措施都沒有普遍性。從某個角度來說，抗凝措施固然重要，但整體來說，並非ECMO治療成敗的決戰點。

● 現實主義者的觀點

抗凝在ECMO運轉初期是必要的。由於凝血能力儲備完好，加上凝血被活化，血栓風險高於出血。

當逐漸發展出血小板缺乏症及低纖維蛋白原血症時，出血的風險高於血栓，抗凝的強度就需要限制或停止。

勿忽視靜脈血栓及其併發症。

抗凝監測的頻率應以抗凝治療的強度而定，目前的趨勢是治療與監測兩方面都在簡化。

23

血液中致命的各種渣

　　你也許聽過，在網咖打電動打到中風的案例，這跟坐飛機的經濟艙症候群一樣。大家以為是打電動坐太久，身體沒有活動，結果血塊掉到心臟，造成中風。這個說法不太正確。

　　前述這些病例的診斷結果是「深靜脈血栓（deep vein thrombosis）」，導致肺栓塞，造成右心出口阻塞。正常下肢血塊順著血流最多只能打到右心房，就會被肺擋住。肺動脈分成中動脈、小動脈，最後是很細很細的微血管。人類肺部原本就是一個很大的過濾器，血塊無法通過微血管。肺栓塞指的是，部分肺臟血管被血管內的固體、氣體或空氣塊形成的栓子阻塞，使肺臟血液灌流不足而導致低血氧及左心充填不良。

　　右心替左心供血，左心替全身供血，右心出口就是肺動脈，

一旦阻塞，左心能獲得的血液就不足，全身能獲得的血液也會不足。還記得前面章節對休克的定義嗎？是的，深靜脈血栓「有可能」會引致肺栓塞，肺栓塞「有可能」會引致休克，而休克「有可能」會引致患者死亡。我們現在已經知道，九成以上的肺栓塞就是源於深靜脈血栓。

● **生命徵象穩定的疑似肺栓塞**

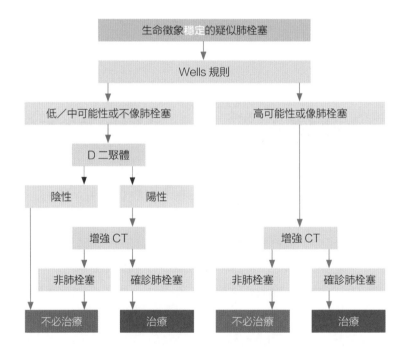

我們的左心、右心共用一部分心肌。正常狀況下，心臟橫切的「斷面秀」很像「日、月」兩個字，左心是「日」，右心是偏右凹陷的「月」，右心的心內壓力大約是左心的四分之一。但肺栓塞患者做心臟超音波或 CT 影像檢查時，會看見右邊心臟因為血流過不去而變得很漲，而左心因為血流過不來而變得很扁。這時，心臟超音波看見的不是日、月，反而是「兩個半圓」。本來往右凸出的心肌被推回來，代表右心壓力很高，醫學上稱之為「D型中膈」。肺動脈阻塞的血塊來源，有 90％來自下肢靜脈。

● **心臟橫截面**

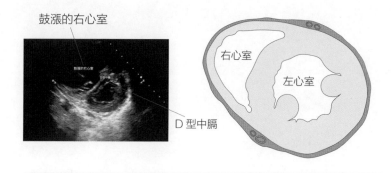

鼓漲的右心室

右心室

左心室

D 型中膈

> 正常的心室中膈凸向右心室，肺栓塞會出現 D 型左心室與 D型中膈。

一般來說，正常肺部在 X 光片下可看見肺紋，尤其下半部的肺臟因為血管分枝的血液充盈較佳，肺紋相對清楚。肺栓塞患者因為血液進不去肺臟，血管分枝的充盈差，肺紋幾乎看不見。

肺動脈栓塞的患者常見三大症狀：呼吸困難、胸口痛跟咳嗽，這是個「上一秒正常、下一秒致命」的病，跟主動脈剝離一樣危險。如果患者的呼吸本來正常，卻突然變困難，胸口突然痛，而且這些症狀之前從未發生過，就可能有肺栓塞的危險。患者臉上不會寫字，醫師如果有想到可能肺栓塞，患者就有救。早期裝上ECMO的肺栓塞患者，大概 8 人只能活 2 人，現在可以活 7 人。

● **生命徵象不穩定的疑似肺栓塞**

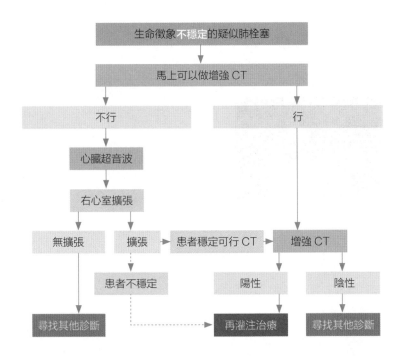

有些婦科、骨科患者，有可能手術時就已經在下肢形成了深靜脈血栓。開完刀上廁所，水分不足解便困難，必須用力才能解出來。解便時腹部用力收縮，解便後腹部恢復正常壓力，這種腹部壓力的突然變化，對下肢的血栓成為一種吸引力。這樣的患者通常是上完洗手間，回到床上，講沒兩句話就倒了，事出突然，根本沒時間診斷。如果遇到這樣的患者，我建議趕快放ECMO，不要等到長時間急救沒反應才放，因為ECMO從右心引流血液，馬上就能解決右心出口阻塞問題。雖然我們用VA ECMO治療大量肺栓塞已經累積若干經驗，還是有些人堅持一邊CPR、一邊注射血栓溶解劑來急救這類患者，我個人沒有這樣做的經驗。

使用VA ECMO能夠治療肺栓塞引發的休克，不但能，而且成果特別好。如今，歐洲心臟學會肺栓塞治療指南雖已將ECMO列入肺栓塞的治療，但尚非推薦首選。我相信，未來其地位必然逐漸升高。

治療肺栓塞的時機

肺栓塞因其阻塞右心出口的肺動脈，右心血液無法泵出，形成了右心衰竭。VA ECMO靜脈管引流腔靜脈血液，能直接為右心減少瘀滯的血液負荷；靜脈管的負壓又可以防止來自下肢的血栓繼續流入肺血管內，而ECMO的流量可以支撐動脈血壓。循環支持、右心減壓、栓子預防三位一體，加上抗凝劑或溶栓劑，治療效果明顯。我們不只運用VA ECMO治療肺栓塞引起的休

克，對於肺栓塞引發即將休克的右心衰竭，未必要等到患者心肺崩潰、開始急救時才裝置 VA ECMO。遇到患者有心衰症狀，心臟超音波已然觀察到巨大右心室時，也可以超前部署，防止病情突發惡化。

然而，肺栓塞和 ECMO 的關係還有另一個面向：ECMO 引發的肺栓塞。

ECMO 靜脈管置於下腔靜脈內的時間一長，很多患者到最後也會發生這個狀況：脫離 ECMO 拔管後，原來在靜脈內形成的血栓脫落，下腔靜脈血塊順血流掉到心臟裡、卡在肺血管，造成肺栓塞。有個案例是急性心肌梗塞合併心因性休克，冠狀動脈左前降支（冠狀動脈最重要的分支）放了冠狀動脈支架，也放了 VA ECMO，恢復良好順利脫機，不料又發生肺栓塞。有些患者甚至是回診時才發現。本來預期是左心收縮較差，卻發現反而是右心收縮差，電腦斷層一看才發現竟然是肺栓塞。千萬別以為治療中給了肝素就絕不會形成血栓，拔管前務需檢查靜脈內是否有血栓形成。這點在肝素用量日趨降低的今日更加重要。

下肢血塊通過未閉合卵圓孔，造成致命矛盾血栓

另外有個較少見的「矛盾血栓」，指的是患者的下肢靜脈側發生血栓，但因為卵圓孔關不緊，血塊從右心跑到左心，造成動脈側血栓、腦中風、腸缺血等狀況。

當肺栓塞發生時，右心血流受阻，壓力變大；左心因為無法獲得來自右心的血液，壓力減低，使得原來的壓力關係被逆轉，

原本關好的卵圓孔很可能被打開。從下肢靜脈跑上來的血塊不僅可以抵達右心，還可經由打開的卵圓孔跑到左心，這就不只是肺栓塞，而是動脈栓塞，即所謂的「矛盾血栓」。這是極端危險的狀況，可以併發腦中風、內臟缺血或心肌梗塞。

那麼，該怎麼把壓力逆轉的現象再逆轉回來？讓升高的右心壓力下降是正解。目前深靜脈血栓和肺栓塞的治療建議是：穩定患者（未休克）用抗凝劑；不穩定患者（已休克）用溶栓劑。除此之外，既見本書，心中常念尚有做為最後手段的 VA ECMO。

24

不能輕忽的潛在感染

　　人一緊張的時候心跳會變快，睡覺時心跳變慢。電影「沉默的羔羊」中的精神科醫師說，食人魔漢尼拔在咬掉護理師半邊臉時，心跳仍未超過 85 下。看起來好像醫師也認為情緒變化能影響心跳速率。

　　事實是，腦神經系統除了可直接以自主神經控制心臟外，還能以協調內分泌的方式間接控制心臟

　　心臟是供應全身器官血流的總自來水廠，如果各器官血液不夠會直接回報給腦部，「我現在血氧不夠，流量不足，細胞好餓！」腦部呼叫內分泌系統分泌腎上腺素進入血液之中，於是我們心臟才會愈跳愈快。。

　　這種狀況在心臟出問題、心因性休克時會發生，是一種「惡

性循環」：心肌缺血就沒力，心臟沒力細胞餓，飢餓喚出內分泌，激素鞭叱心臟驚，心肌拚盡最後力，累死心臟誰償命。為打破這種致命迴圈，我們需要 VA ECMO。

● 情緒變化影響心跳速率

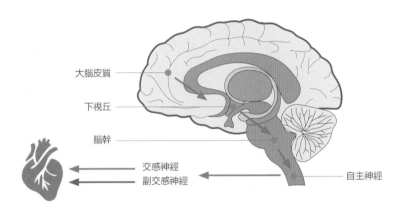

大腦皮質
下視丘
腦幹
交感神經
副交感神經
自主神經

敗血性心肌病也是 VA ECMO 適應症

此外，還有另一種細胞喊餓的狀況。前述是供給不足的狀態，這種是需求太高，也就是感染發炎。當細菌侵入身體，誘發發炎反應，身體局部或全部細胞的代謝需求就會上調。細菌愈肆虐，發炎反應就愈強烈，細胞對血液的需求就愈高。如果發燒，需求會更高，心跳必須加速跳動，以滿足需求。通常體溫每上升1度，心跳就增加 20 下。

細菌感染後，人體發高燒，免疫系統的細胞因子與細菌分泌的毒素讓全身血管擴張。血管擴張後，原來看起來足夠的血液總量，因需求上升與血管擴張，相對就不足了。如果血管擴張得屬害，整體血壓就會下降，血液沒辦法把血管充填得很滿。就像家裡的水管直徑，忽然變寬二、三倍，家家戶戶打開水龍頭，水壓肯定很低，水出不來。

● 感染對血管阻力的影響

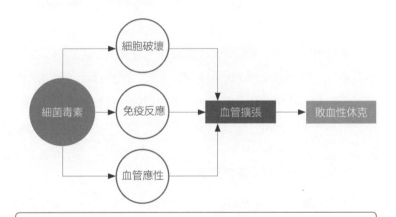

感染使血管擴張。皮膚泛紅、心悸口乾、血壓下降是其症狀。

血壓＝心跳 × 單次心搏量 × 血管阻力。由此可看出，人體只要水分充足，心跳增加，即使血管擴張（血管阻力下降），血壓也不會掉。這種藉由心跳增加以維持血壓恆定的現象，叫做

「代價」；人體可以加速心跳，卻不能無中生有跑出水分，醫療上還可以藉由輸液補充水分，或者喝足夠的水的手段來增加代價的效果，因此發燒患者的血壓不一定會降。但心跳有其極限，當患者的血管阻力下降得很厲害時，心跳拚命代價，跳到每分鐘100、110下，或者代價不來時，血壓就會掉下來，掉得夠低，還是會產生休克，我們叫做敗血性休克或分布性休克。

臨床上，尤其是加護病房裡，血壓是第一指標，因為在大部分的狀況下，這代表了組織氧供的「需求—供給」達到平衡。與心因性休克不同，敗血性休克、分布性休克的心輸出量可能比正常值高出很多，但是身體的需求更大，所以也有人把這種狀況叫做「高輸出量休克」。傳統上，敗血性休克被認為是 VA ECMO 的禁忌症，但是請注意，並非所有的敗血性休克都是高輸出量休克，在心輸出量偏低且病情發展快速的場合，有可能是「敗血性心肌病」，VA ECMO 還是有用武之地。

可針對常見感染給予預防性投藥

過去，ECMO 的主要死因是心臟無法恢復，或是非心臟因素，包括神經學、呼吸、出血、感染，以及多發器官衰竭等。如今過了二十幾年，大多數心臟都會恢復，感染卻成為很重要的死因。預防感染、而不只是專注治療心臟，成為 VA ECMO 的一件大事。

ECMO 患者一旦感染會非常麻煩，對跨科室團隊機制的運

作來說是一大考驗。根據韓國的研究，VA ECMO 使用12天以上，院內感染率高達 100%。這個問題無法閃躲，只能面對。

● 即使 VA ECMO 運轉時間比 VV 短，院內感染的機率仍然極高

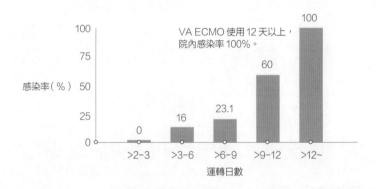

- 大於 9 天有極高機會發生呼吸道或血流的感染。
- 可能在心臟剛恢復時，已經是早期的敗血症，剛好在脫機後變成敗血性休克。
- 不要僅為收縮力的恢復而歡喜，要注意潛在的感染，太多 VA ECMO 倒在這裡了。
- ECMO 患者使用抗生素，要注意劑量。

　　氧合器是一個人工材質編織物，其上布滿無數孔洞，如同千巢萬穴，如果血液裡面有細菌，沾上了人工材質編織物，就很難殺死它。有研究指出，使用核酸檢測使用過的氧合器，統計高達 42% 的氧合器裡頭有細菌。

在台灣，如果不是那麼怕寫健保申覆，最好定期或在懷疑氧合器有感染時，更換掉氧合器，但有時就算換了也無法徹底殺死細菌，因為血液裡面還有細菌。

● 腸內菌叢生態的改變會引發細菌自腸道移位到血液中

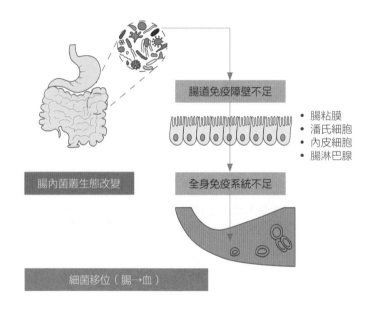

預防重於治療，突煙冒火何如曲突徙薪，ECMO 患者是否需要預防性抗生素，數年前曾被熱烈討論過。當時認為，除非有汙染性傷口，否則無需預防性抗生素。隨著感染控制日益成為 ECMO 治療的勝負關鍵，我們發現，針對不同加護病房常見的感染病原體，給予針對性的預防性抗生素，是比較適當的做法。

醫療人員每天查房的首要重點就是觀察有沒有感染跡象，檢討抗生素。其次是檢查營養，做好能量管理。營養不良會造成抵抗力下降，特別容易感染。營養這件事過猶不及，另一方面就是過度營養（overfeeding）。最近有論文建議，早期要給患者足夠營養，而且推薦經由腸道的營養，盡量不要長期使用點滴注射，因為點滴營養非常容易引發感染。營養直接給腸胃道，腸胃道有好菌壞菌，好菌如果都餓死了會感染，所以給腸道營養是養好的細菌，讓好菌自然抑制壞菌。好菌有足夠營養，跟人類共生，致病菌就不太容易大量產生。

發燒不是感染的唯一指標

ECMO 患者住院超過 9 天，有極高機率發生呼吸道或血流感染。患者很可能在心臟剛恢復時，也同時發展出早期的敗血症，剛好在拔管後變成敗血性休克。在患者心臟力道恢復時，千萬別高興得太早，要注意潛在的感染，因為有太多 ECMO 患者是倒在這裡。裝 ECMO 患者常常不需要插管，因為 ECMO 本身就供應氧氣。因此若患者意識清醒，沒有必要的氣管插管，就要儘速撤除。

患者有可能該發燒卻沒有發燒。發燒是體內發炎的絕對證據，尤其是 VV ECMO 的患者絕大多數都有發炎情況，常常是身體對病毒感染免疫反應不恰當，把好的細胞殺死，以至於嚴重呼吸衰竭重症，可以考慮用藥物抑制身體的不適當免疫反應。ECMO 機器本身就有熱交換器，可以藉調控血溫來控制體溫，

在體溫受控的狀況下，不只老年人，即使年輕患者也很可能燒不起來。

一個保險的做法是「遠斥候」，也就是不管患者有沒有發燒，一律定期抽血及收集其他檢體做細菌培養。如果有細菌的話，培養皿放 1、2 天就會長出細菌來，連續放 7 天沒有細菌長出來才稱為陰性反應，這樣可以在感染初起時，基於培養結果，立刻選擇正確的抗生素。

其他照護細節還包括每天四次清潔患者口腔、上半身要抬高、鎮靜劑要定時評估劑量。每天翻身拍痰也很重要，因為加護病房很容易肺部感染。

左心去負荷能克服終極限制

　　行文至此，讀者應該已能掌握，當一個人心臟無力、血液打不出去，全身器官跟組織都缺氧喊餓、甚至休克失能的時候，就是 VA ECMO 上場的時候了。

　　ECMO 一裝，對全身哪個器官幫忙最大？答案是腦部。ECMO 對神經恢復預後非常好。當 VA ECMO 上場，取代無力的心臟，維持全身足夠灌注，全身器官組織細胞都不再喊餓，避免多發器官衰竭。唯獨對心臟本身不好。

　　因為 ECMO 的血流跟心臟的血流逆向相撞，增加了左心室前向血流的阻力。患者本因疾病造成左心室收縮變差，裝上 ECMO 後，阻力又增加，導致左心中的血液在推力不足、出路受限的狀況下，血液淤積在心腔的現象會迅即惡化。心臟裝了過

多淤滯的血液，必然漲起來。一旦心臟漲起來，心肌纖維被拉撐拉長，依照「法蘭克 - 史達林定律（Frank-Starling Law）」，氧氣需求量會增加，心肌就更加缺氧，而心臟發漲又會造成冠狀動脈血流減弱，使心肌的「供氧—耗氧」更不平衡，如此心臟收縮更差，血液更加無法泵出。

由於血液淤滯在左心，而左心的容量有其極限，血液會逐漸堆積在肺部（左心的上游）形成一個巨大的容積死腔，猶如「堰塞湖」，導致肺部微血管的「靜水壓」上升，進而引起肺水腫，影響氧氣交換。冠狀動脈再將這些缺氧的血液供應心肌，使心臟缺氧更嚴重，成為惡性循環。心臟收縮不好，血液淤滯心腔，也使得左心內部血栓形成機率大增。

在 VA 的場合，除了心臟缺氧鼓漲會使心臟功能的恢復更慢、更難以外（這是最重要的問題），在 ECMO 管理的現實世界中，當原本該在循環系統中巡流不息的寶貴血液，慢慢流進前面所說的「堰塞湖」，湖中水位日逐高漲，血管血流漸趨乾涸，愈來愈扁的血管和愈來愈少的血流，就會讓 ECMO 靜脈管吸引不到血液，產生 ECMO 引流不良。

引流不良會使 ECMO 流量不穩、流量隨胸腔壓力變化而晃動、管路發抖等現象。此外，當左心充滿了血液，膨脹的左心房會將心房中膈推向右側，壓迫右心房，也會導致靜脈回流受阻。倘若用的是「燈塔式」而非「多孔式」靜脈管，這種右心房受壓的狀況，也會使得 ECMO 引流不良。這與插管位置無關。

平時，如果插管時靜脈管的位置不良，會造成引流不良，但

當血管中有效容積過低，則無論插管技術良窳，都必然會產生引流不良。所以加護病房的同仁們，如果觀察到 ECMO 流量不穩，不要一味責怪插管沒插好，也有可能是「堰塞湖」蓄積太多血液，或是利尿、脫水太過，有效血液容積不足所致。

克服 ECMO 終極限制，唯有靠左心去負荷

VA ECMO 支持全身的同時也對心臟造成傷害，而心臟的恢復卻是治療成功的必要條件。醫師都希望兩全其美，能不能解決這個弔詭的矛盾，其實是 ECMO 治療能否成功的核心問題。這是 VA ECMO 的終極限制，也是與「左心室輔助器」最大的相異點，就是 VA ECMO 缺乏「左心去負荷」這件事。

要解決左心漲、肺水腫、靜脈回流差、ECMO 前負荷不足、管子抖、流量調不上去、頑固性心律不整、心臟恢復慢等問題，最重要的就是把容積死腔內的容積引流出來，將「左心去負荷」加進 ECMO 治療中。

ECMO 是前負荷決定的機器。「前負荷」代表心臟開始收縮前裡面裝了多少血，左心室的前負荷指的是心臟充填的容積，也就是靜脈回流的血液；「後負荷」指的是心臟打剩多少血，也就是心臟前向血流所面對的阻力。如果心臟收縮好，血管阻力低，可以一次打出很多血，心搏量上升，心輸出量改善，ECMO 的支持就可以降低，甚至不再需要。

心臟收縮如何評估？

LVEF = A–B ／ A ×100%

LVEF，即「左心室射血比率（left ventricular ejection fraction）」是評估心臟收縮的指標

A 代表舒張末期左心容積（心臟裝血裝得最飽的時候）
B 代表收縮末期左心容積（收縮完左心剩下的血）

　　醫生在超音波影像上以滑鼠描線，可以描畫出心臟左心室邊緣，電腦自動計算容積是多少，這個方式很直觀。也可以用漂浮導管，算出心輸出量。

什麼是漂浮導管？

漂浮導管是一條管子，上面有個小氣球，氣球可以打氣，也可以抽氣，管子前面的頭是中空的，可以抽血，也可以測量壓力。上面很精巧地還搭載一個溫度計。
漂浮導管的功能在於：
· **測壓力**
· **測血溫的變化**
· **抽血**
· **小氣球阻塞血管建立壓力屏障**

漂浮導管從右邊脖子的頸內靜脈穿刺進去之後，把氣球打氣，順勢推送氣球循著血流往前漂，這就是它被稱作「漂浮導管」的原因。管子尖端可以測量血壓，送管的時候，醫生觀察血壓波形就知道管子走到哪裡，因為靜脈、右心房、右心室、肺動脈都有其特殊的血壓特徵。氣球飄飄飄，血管跟大樹一樣，愈靠近根部的愈粗、愈往分枝出去就愈細，最後送到了微血管處過不去，波形會變成「楔狀壓」，我們視其為左心房（肺靜脈）的壓力。

管子尖端除了測壓力，還能測溫度。安裝好漂浮導管後，自頸靜脈內注入室溫的生理食鹽水，這個水溫較血液為低，所以管子尖端的溫度計就會測量到溫度下降與回復的變化曲線（冷水經過溫度計／血流將冷水沖走）。

監視機器內建的計算軟體，便依這個溫度變化曲線算出心輸出量，這個方法叫「溫度擴散法」，是心輸出量監測的黃金標準。目前沒有比它更準確的測量法，它比中央靜脈導管提供了更豐富的血行動力學數據。此外，漂浮導管也能測到肺靜脈壓，可做為輸液指標，協助確認病人有無肺水腫、心衰竭，以及治療的效果。

為了掌握病人的心輸出量、調整 ECMO 流量、看心臟有無恢復、監測病人是否肺水腫，我們都需要知道左心、右心的壓力，以便考慮是否要做「左心去負荷」。

正常健康的人，左心跟右心輸出量完全一樣，血液不會無中生有，也不會突然消失（咳血除外）。但是左右心的收縮力截然不同，因為左心要負責把血液打到全身、從頭頂到腳趾頭所有地方，而右心只要把血液送到隔壁的肺臟。左心像是希臘神話中的伊底帕斯，必須把球投到 500 公尺遠，才能完成命運注定的工作。因此左心必須非常非常有力才行。右心只要扔個 10 公分，把血送到肺部就好。可以想見左心面臨的壓力有多大，因為每個血管小分支都有阻力，當這些阻力並聯起來總和會是多少？左邊收縮壓要破百，右心的壓力大約只有 10-20 毫米汞柱。

　　對右心來說，理當很輕鬆就可以把血打出去。然而若我們看到一個肺水腫病人的右心血液打不出去的時候，會想到的是他的左心不好，而非右心，因為右心想打、也打不出去，前面都是堰塞湖。此時，肺動脈的壓力將因為阻力大增，加上血液沖漲而升高，顯示肺水腫的嚴重性。可是我們要如何得知肺動脈的壓力呢？

　　通常是依靠心臟超音波來看右心壓力。依照前面提過的生理學歐姆定律，壓力等於流量乘以阻力，流量相同，左心跟右心的阻力就相差了四倍以上。我們要測量左心打到體循環的動脈壓很好量，不論平時用袖帶測量或加護病房內用動脈導管測量都很常見，但若要正確量測肺動脈壓、肺靜脈壓，都極為困難，必須使用到肺動脈漂浮導管。

　　現在能執行這項技術的人愈來愈少。臨床上常見的是運用心臟超音波做流體力學的計算評估，而非直接測量。

左心去負荷的五大時機

至於病人何時需要做左心減壓，有五大判斷時機：

一、**肺水腫，堰塞湖狀況嚴重**。

二、**左心超音波雲霧影**。表示病人左心血流停滯。

三、**主動脈瓣關閉或持續反流**。心臟無力，完全泵不出血液。

四、**全然平坦的血壓曲線**。心臟一點心輸出量都沒有，主動脈瓣關閉或血液淤滯。一般病人心導管檢查中，在主動脈根部注射顯影劑，顯影劑會被主動脈的血流沖走，但在全無心輸出量的場合，顯影劑會沉積在主動脈根部，暗示左心室收縮極差。

五、**無法矯正的心律不整**。反覆去顫電擊加上抗心律不整藥物，若仍無法矯正心律，通常暗示心肌持續缺氧。

現代歐美日的心臟手術後休克病人，若要避免裝上 VA ECMO 左心漲的缺點，還有安裝左心室輔助器（left ventricular assist device，LVAD）這個選項。

跟 ECMO 最相比，左心室輔助器裝在心臟裡面，有些產品可以用很久，病人可以到處走，不必躺在床上。其長處在於可「減少心肌做工」跟「左心去負荷」，是 ECMO 比不上的。然而左心室輔助器相當昂貴，自費的一顆要價新台幣 700 萬元。健保給付的左心室輔助器機種較低階，需要躺在床上，全身得纏繞著電線、插管，無法自由活動。

左心室輔助器的安裝是直接在左心上面挖個洞，放管子把血液吸出後，經由幫浦賦予能量，重新從插在主動脈的管道灌注回去。此時，左心室輔助器等同於心臟的功能，並沒有氧合器的需

要，因為從左心唧出的血液就是含氧血。因此，左心室輔助器可以讓心臟徹底休息，直接做到左心去負荷。缺點是絕大部分的左心室輔助器都需要鋸胸骨開大刀。當然現在已經有經皮放置的左心室輔助器，且容後述。慢性心臟衰竭的患者原本體型都會偏瘦弱，因為心臟無力、全身灌注不足，一裝上左心室輔助器後，全身細胞灌注良好，會明顯變胖。

還有由外周放置的「經皮左心室輔助器（percutaneous LVAD，pLVAD）」，又稱作 Impella。外型跟珍珠奶茶的吸管很像，管內有螺旋槳，經動脈置入，到主動脈瓣膜處，通過瓣膜，只要一開機，螺旋槳旋轉，血液就被吸出去，再打入主動脈。除了價格極昂貴外，也要考慮會不會對瓣膜有所損傷，並小心是否產生血栓。若是患者已放置 VA ECMO，血栓會在氧合器部位被過濾掉。

第三個選項叫做「串串心（Tandem Heart）」。安裝方式是從腳上靜脈置入，在左心房開一個洞，把管子放進左心房，把血吸出去，再打回主動脈。這個東西我沒看過。

與極為昂貴的左心室輔助器選項相比，做到左心去負荷的 ECMO，可達成的目標幾乎與經皮左心室輔助器相同，花費卻相對低很多。

左心去負荷是 ECMO 管理的樞紐、所有問題的答案，因左心去負荷可以讓左心腔室內容積與壓力降低，讓堰塞湖開了一個口，把血吸出來，肺水腫就會改善，再把血放回 ECMO 中重新進入循環。同時，左心去負荷可以改善冠狀動脈血流，使肺

靜脈血流速度增加，改善心肌灌注、減少心肌梗塞的面積、穩定
ECMO 運轉、加速心肌恢復、降低兒茶酚胺劑量。

總結一下。左心去負荷有多種做法，目的都是在將心臟內的
血液吸引出來，方法包括：

- IABP 協助心臟內的血液排空
- 開胸手術從心尖或肺靜脈置管直接引流
- 經皮從主動脈、肺動脈介入管路引流
- 開心手術中從主動脈根部、右上肺靜脈、左心尖、主肺動脈置管達成左心減壓
- LVAD 或 pLVAD
- 心房開窗術，直接開胸或經皮開窗

路徑不同、效果就不同。我的做法是「氣球心房中膈造口
術（BAS）」。BAS 是經皮從患者大腿靜脈介入一根細管到右
心，直達左心房跟右心房中間的膈膜，並從細管前端伸出一根穿
刺針，穿破膈膜，再用 10-16 公釐直徑的氣球擴張，把膈膜擴
張出一個洞來。要注意，這並非「心房中膈造口術（Rashkind
procedure，一種擴大心房中膈孔洞的手術）」。只要直接擴張
穿刺孔，無需將氣球扯來拽去以產生撕裂。ECMO 引流管的負
壓，可以從這個洞直接把左心房的淤滯血液抽出來，重新進入
ECMO 後送回動脈。

● 左心去負荷的方法

	左心去負荷	引流部位	方法
1	IABP	左心室（被動式）	經皮
2	心尖引流	左心室	開放手術
3	肺靜脈引流	左心房	開放手術
4	經主動脈瓣引流	左心室	經皮
5	經肺動脈引流	肺動脈	經皮
6	LVAD	左心室	開放手術
7	pLVAD	左心室／左心房	經皮
8	心房開窗	左心房	經皮
9	經皮心尖引流	左心室	經皮

● 氣球心房中膈造口術

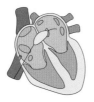

經皮膈膜造口

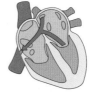

左心室減壓

在左心房、右心房中間膈膜用氣球撐出一個洞，那不就是先天性心臟病心房中膈缺損的症狀嗎？為什麼要人工製造出一個先天性心臟病？別急，我們用氣球撐出的洞，並不是開刀剪出一個洞，若用超音波檢查，會發現撐出的孔洞比氣球小得多。根據經驗，絕大多數的心房中膈孔洞不到兩個星期就會自動關閉，目前也沒有任何存活病患產生症狀或需要執行心房中膈缺損修補術。

BAS 的好處是經皮從靜脈介入，不必開大刀、沒有傷口出血問題，僅需要局部麻醉，高流量引流左心血液，同時中膈膜被氣球撐開的洞會自動關閉，確實能改善肺水腫問題。然而 BAS 也有一個盲點：它不是直接從左心室引流，必須考慮二尖瓣有無逆流的狀況。我們要處理的是左心室去負荷，可是把洞開在左心房，其達成左心室去負荷的目標，必須仰賴二尖瓣逆流的存在。左心室失能時，由於心臟擴大，大多都有二尖瓣逆流情形，左心房與左心室中間的二尖瓣關不緊，做了 BAS 後，血液會被負壓倒吸回 ECMO，二尖瓣逆流剛好就可以達成左心室去負荷。

但是，有些患者是沒有二尖瓣逆流的，例如接受過二尖瓣置換手術的患者，這些開刀換上去的瓣膜無論是機械式或組織式，有些瓣膜是絕對不會漏、不會產生逆流的。在這類患者使用 ECMO 的時候，BAS 是否就沒有用？絕不是完全沒有用，就治療肺水腫這一方面，還是有用；但就左心去負荷這一方面，要再加上一些工夫才行。我們的經驗是，運用導管介入技術，把導管穿過心房中膈孔洞，卡住機械瓣，人工製造出二尖瓣逆流，但是考慮到血栓形成的可能，只維持了兩天。由於病例過少，尚無結論可言。

BAS 真正的擔憂還是未來不排除有可能要修補心房中膈缺損，而且 BAS 在執行中有心臟穿孔的風險，需要有經驗、懂心臟電氣生理的心臟科醫師謹慎地來執行手術。

● 人為製造二尖瓣逆流，以加強房間隔造孔的減壓功能

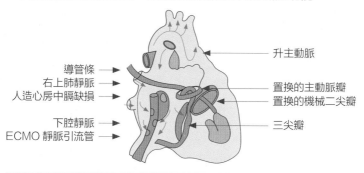

升主動脈

導管條
右上肺靜脈
人造心房中膈缺損

置換的主動脈瓣
置換的機械二尖瓣

下腔靜脈
ECMO 靜脈引流管

三尖瓣

> 瓣膜置換手術無法脫離人工心肺，術中製造 1 公分直徑的心房中膈缺損，以及故意製造的二尖瓣返流。

● 經心房膈球囊開窗術

長處	短處
• 經皮靜脈介入	• 非直接左室引流
• 局部麻醉	• 依賴二尖瓣反流的存在
• 高流量引流	• 未來有可能需要補 ASD
• 大多自動關閉	• 需要有經驗的 EP man
• 能確實改善肺水腫	• 有心臟穿孔的可能

前面提過，以主動脈內氣球幫浦（IABP）幫病人敲出人工脈搏，也幫助無力的心臟打出血液。此外，IABP也能改善冠狀動脈灌注。不過若是病人的心臟狀況差到主動脈瓣張不開，心臟根本輸出不了血液，IABP的效果就不能期待。即使患者心臟還有一定輸出，ECMO加上IABP的狀況下，動脈由下往上的血管內有從ECMO來的血，IABP氣球消漲產生的真空，會由心臟的血來填、還是ECMO的血來填？IABP到底是來幫忙，還是幫倒忙？某些研究肯定ECMO合併IABP治療有正面效果，也有認為無用的。由於IABP置放的位置，有研究指出，中心型ECMO（放在升主動脈的ECMO）的場合，IABP有幫助，股動脈型則否。

　　左心去負荷有各種做法，檢視它們可達成的循環支持率目標與植入法，可以比較出ECMO可達成的循環支持率跟左心室輔助器差不多，且是以經皮植入，而非容易大出血的開胸手術。若從經濟性與可近性來比較ECMO與左心室輔助器，在東方世界，ECMO顯然才是目前的選項。

● IABP 只能扶一下，太重了就扛不住

各類暫時性機械輔助	循環支持率 愈大愈好	植入法 經皮最好
IABP	15%	經皮
Impella 2.5	30%-60%	經皮
TandemHeart	30%-60%	經皮／房間膈開孔
勝 VA ECMO	75%-100%	經皮／切開
Impella CP 5.0	75%-100%	切開
Levitronix	75%-100%	開胸

向上帝借時間

ECMO 的執行無疑是向上帝借時間，讓
醫師有餘裕選擇正確戰略，進行治療。錯
誤的戰略，不僅是無效醫療，也會引起倫
理爭議，延長患者的痛苦。

6

26

沒有戰略、沒有存活

　　ECMO 的成功運用，不只要選對患者，還要選對方法；這種能對應患者的方法，稱之為「戰略」。

　　有戰略的 ECMO，能在危急病況中指引患者一條生命之路；缺乏醫療方向的 ECMO，肯定是死路一條。為了裝而裝的 ECMO 太常見，最終只是拖延時間。

　　很多年前，有位來自國外的 VIP，仰慕台灣醫療進步，特地遠來台灣做膝關節置換手術。膝關節置換是個簡單的小手術，沒想到這位 VIP 患者手術結束後，我被院方呼叫急召：「患者正在急救，需要裝 ECMO。」

　　到現場一看，並沒有想像中眾人圍繞患者身邊急救的場景。摸摸患者皮膚，搭搭脈搏，這才發現，在我眼前的是一具已經涼

掉的屍體，這還怎麼裝 ECMO？為什麼要裝？院方管理高層對著我鞠躬哈腰，拜託我一定要在屍體上放 ECMO，想辦法撐住患者還活著的假象，好爭取一點時間讓骨科和麻醉科吵出個結果，也讓醫院高層想辦法跟家屬交代。

　　旁邊同事說放吧，你看主刀都快哭了。好吧，放就放吧。ECMO 確實裝上了，但在屍體上裝 ECMO，即使肝素加水灌好灌滿，血液都不會凝固，整體流量能有多少？頂多 0.01 公升吧。由於血液不流動，管路內血清、血餅都明顯分層了。高層此時元氣恢復，腰桿挺直了，再度指示，一定要想辦法弄出流量，我們只好在引流側和注入側之間架上一條管路橋，讓血水在體外管路裡自顧自地流動，實際上根本沒流進體內。這樣才能讓病家看，手術過程出了意外，正出動 ECMO 搶救中，「看看，葉克膜還在正常運轉。」

　　即使看來這麼荒謬的事，還是有其戰略意義的，即為「接納指向」戰略，又稱之為「社會適應症（social indication）」。類似情況並不少見。坦白說這還不是最下層的戰略，因為更多的狀況是「沒有戰略」，也就是不知道為什麼裝 ECMO。

　　每一例 ECMO 都要選擇適當的戰略，也就是確認治療目的：這位患者裝 ECMO 的目的是要「恢復」、「去找器官」、「器官捐贈」，或者接著準備進行心導管手術、冠狀動脈繞道手術，還是肺栓塞趕快拿血塊……每一例都該有對應的戰略。

　　在 ECPR 的場合，策略很清楚，放 ECMO 的首要之務是「愈快愈好」，以求保全腦袋。因為心臟只要停止跳動 4 分鐘，腦細

胞即將因缺氧而受傷。先保住腦袋，相關戰略選擇可視病情變化
或診斷結果再論。

● ECMO 戰略選擇的思路

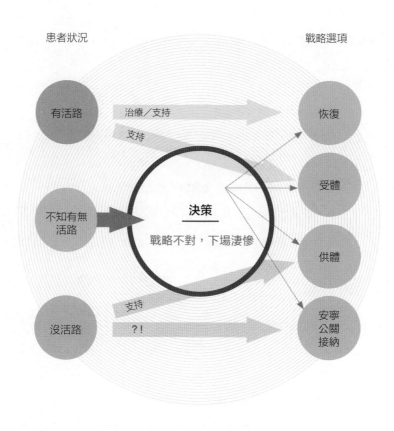

每當我被找去放 ECMO 時，一看到患者，腦中就要開始思考，什麼是這名患者的「生存之路」？包括患者可能是什麼病、下一步該做什麼治療措施？治療後預期會有什麼後果？存活率大概是多少？倘若想不出生存之路，「通常」代表患者生存機會渺茫。

● ECPR 的戰略要點

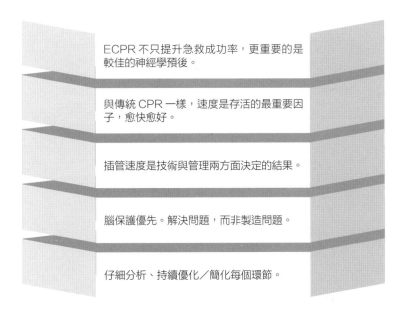

ECPR 不只提升急救成功率，更重要的是較佳的神經學預後。

與傳統 CPR 一樣，速度是存活的最重要因子，愈快愈好。

插管速度是技術與管理兩方面決定的結果。

腦保護優先。解決問題，而非製造問題。

仔細分析、持續優化／簡化每個環節。

如果在放 ECMO 時不去思考這些問題，臨床上的表現就是「滯澀」，治療每一動都不流暢。患者由哪位醫師負責？去什麼

單位？下一步要做什麼？都會顯出猶豫不決、決策困難。患者疾病的治療，有些可遵照臨床指引的建議步驟，有些可借鏡資深醫師的經驗，有些可參考醫學文獻，但是決策這件事，必然要有過程，小組決策或個人決策都可以。

　　對於可能是多器官、多系統的疾病，除非原本就有極高明的重症醫師，要在當下組成有決策力的跨科室小組並不容易。在安裝 ECMO 時，醫師必須設想患者未來的治療跟檢查方向，一步步從患者身上獲得更多資訊來強化、修正醫療戰略。

● ECMO 管理十分複雜，團隊要能以簡馭繁

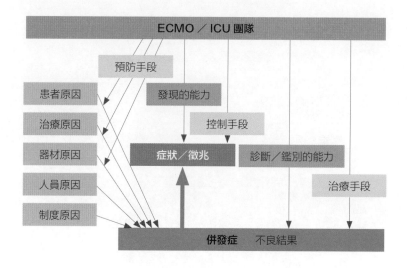

雖說想不出「生存之路」代表生存機會渺茫，但就是會有意想不到的情況發生。曾經有位被高壓電擊的患者，到院前心跳停止，裝上 ECMO 之後，肌酸酐第一次檢查就高達近 10 萬，顯示全身極廣泛地被破壞，本以為毫無機會，結果該名患者出院後還自己走路回家，除了視野小小缺損外，完全恢復。另有一位醉酒跌倒的患者，看來似無大礙，在急診室留觀時病情突變，在 2、3 分鐘內就開始急救，放上 ECMO，結果成了植物人。

戰略一旦錯誤，就會產生倫理難題，沒有人希望看到病家乞求醫師讓患者死去；最糟糕的是連治療者都不知道治療目的（bridge to nowhere），放 ECMO 只是遲早把人送上奈何橋。

● 只有 ECMO 需要戰略？當然不是！脫機後依然需要戰略指導

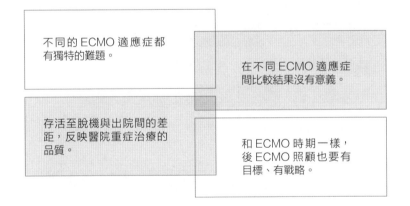

不同的 ECMO 適應症都有獨特的難題。

在不同 ECMO 適應症間比較結果沒有意義。

存活至脫機與出院間的差距，反映醫院重症治療的品質。

和 ECMO 時期一樣，後 ECMO 照顧也要有目標、有戰略。

戰略是依照適應症，以醫師對病情的判斷做出適當選擇。分為以下四類七項：「真適應症（恢復指向、移植指向、器捐指向）」、「情境適應症（ECPR 中的決策指向）」，以及「社會適應症（安寧指向、公關指向、接納指向）」還有荒謬的「背鍋適應症」。

- **恢復指向**（bridge to recovery）：絕大多數患者屬於這個戰略。患者裝上 ECMO，病況轉趨穩定後，儘快做其他針對性手術，希望恢復功能、脫機，最後康復出院。恢復指向的最大前提是，患者的根本病因已經被處理。

- **移植指向**（bridge to transplant）：維持患者存活，直到獲得器官。

- **器捐指向**（bridge to donation）：維持患者存活，直到將器官捐出。

- **決策指向**（bridge to decision）：指的是病情不明，情況緊急，ECPR 先救再說。ECMO 在此不是治療一個「診斷」，而是治療「症狀」。患者因某種疾病亟需安裝 ECMO，但醫師還不清楚是哪種病，且未必是 ECMO 適應症，先救命再找診斷。

- **接納指向**（bridge to acceptance）：讓病家跟社會在心理上接納患者死亡的最終結果。

- **社會適應症**：治療的是患者，救的是別人。這個「別人」，有時是家屬，有時是醫師，有時是醫院。

- **背鍋適應症**：病情棘手，挖坑敷草，請君入甕，諉過轉嫁。

● ECMO 戰略

ASAP 愈快愈好：腦細胞死得快。
恢復指向：皆大歡喜。
移植指向：有時可行。
決策指向：先救再說。
安寧／供體指向：遺愛人間。

患者裝了 ECMO，就該搶時間做針對性治療

當初我在北醫的團隊放 ECMO，有些戰略已經熟到公式化了，比方急性心肌梗塞的 SOP。患者因心肌梗塞發生心因性休克，放好 ECMO，以低溫保全腦部，緊接著去做心導管手術，打通血管，等心肌恢復充分供血，休息一陣子，心肌收縮功能便會自動恢復。

然而，有些心肌梗塞患者裝上 ECMO 之後，主治醫師反倒不願執行心導管手術，理由是「患者狀況太不穩定了，必須觀察一段時間再做」。這種想法的謬誤在於，正是因為患者狀況不穩才裝 ECMO，不是裝了 ECMO 導致不穩定；而且患者裝上 ECMO 情況穩定還不夠，未來要脫離 ECMO 還能穩定才可以。我很理解主治擔憂心導管手術結果、因此要觀察一陣子的心理，

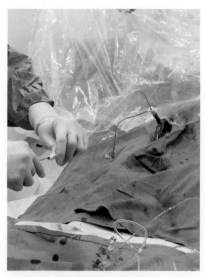

從 ECMO 管道中執行心導管治療

但一間醫院執行 ECMO 業務的專業夠不夠，與能否在 ECMO 放上後立即執行心導管手術密切相關。如果不能，ECMO 成績是做不出來的。

處理心肌梗塞患者的戰略，於我已內化成反射動作了，想都不用想。有些場合就需要好好想一想，像是執行 ECPR。

ECPR 是向老天借時間，讓醫師獲得考慮與決策的餘裕時間。ECPR 是患者發生猝死後，CPR 無法產生良好反應時，維持腦部灌注、保全腦部的最強兵器，也是急救程序的成功保證。

文章一開始的 VIP 患者便屬於社會適應症中的公關指向，醫院第一時間無法面對病家，只好先裝 ECMO，期待事緩則圓。

社會適應症還包括安寧指向（患者在意識清楚前提下自費安裝，讓家人陪伴一陣子再走向臨終），以及接納指向（是救醫師、而非救患者）。

　　總之，放 ECMO 一定要有戰略，否則病人沒有活路；錯誤的戰略，像是急性心肌梗塞病人，裝上 ECMO 卻不趕快去打通血管，病人身上的 ECMO 不僅僅是無效醫療，更延長了死亡的痛苦過程。

誰來負責拔插頭？

　　我國自 2000 年通過「安寧緩和醫療條例」立法，爾後又經修正，賦予國人臨終時可以選擇「拒絕心肺復甦術（Do Not Resuscitate，DNR）」或「撤除維生醫療器材」的權利，並可將此意願註記到健保卡晶片。一旦患者面臨疾病末期階段時，醫師便可以透過健保卡得知預立的意願，與家屬溝通提供患者安寧療護服務。

　　身為 ECMO 團隊的一員，免不了也常遇到類似的事。所謂「放棄」、「拔管」，承認藥石罔效，「親手」結束一個人的生命，真有那麼簡單嗎？

　　尊重病人的尊嚴與自主，是醫療倫理的第一條守則。然而自生死學發展以來，有些民眾因為不希望看見家人被現代醫學生命

支持手段所「折磨」，向醫師請求關機器、放家人走。即便從醫學觀點看來，其家人的性命明明還有一線生機。

我曾問過許多從鬼門關上被救回來的 ECMO 倖存者，關於治療期間的痛苦，他們的回答一致都是「忘記了」。那麼，想不起來的痛苦，是否仍是痛苦呢？這些痛苦是否只是患者家屬單向的猜測呢？因為家屬不是醫生，沒有專業可判定病人的恢復機率。

在台灣，有患者看時辰死，也有患者家屬跪地求我放他們的家人走。在中國，病家唯一會放棄治療是因為沒錢。「人財兩失」，這句話在現今台灣行醫過程已經極少聽見的話，成為在中國醫院病情解釋中常常提起的主題。

放棄急救不等於放棄治療

醫師不是哲學家，無法不斷適應每個人各異的價值觀；也不可能了解每個人腦中的想法或家庭背景。我尊重每個人的想法，問題是：當所謂現代醫學生命支持已經裝上去了，照護兩天似乎並沒有改善、又想撤除時，誰來當這個撤除生命支持的執行者？

我認為，不是病家所有要求，醫師都該同意。不只是違法撤除維生醫療系統本身是殺人罪，更要問：如果要撤除維生器材，該由誰來撤除？立法者可能以為，末期病患誰判定，就由誰執行；豈不知天下之大，無奇不有，有病家要讓家屬「看時辰死」的，也有「會診」別科醫師來做劊子手的。

關於這件事，我也有自己的價值觀；既不比別人的高貴，也不比別人低賤。我不認同一位醫者可以終止某個患者的生命，以

使他的家人不再因他被折磨而傷心。我的理由是，一來，再親密的家人也不是患者自己；其次，醫師應該優先考慮患者的生命；第三，身為醫師，我的工作應該有「醫學上的理由」，如果「為仍有治療希望的患者移除生命支持」這件事缺乏醫學上的理由，我不認為應該由醫師來做。

因 ECMO 戰略不當所引發的倫理爭議，不勝枚舉。諸如以上的倫理爭議，台灣與國外先進國家醫院都設有倫理委員會，內有法律專業人士。最終若患者必須放棄生命，醫學倫理相關專業人士應該介入，充分與家屬討論，把各種紀錄做到最完備。

然而在台灣，只要病家說要放棄，只要患者簽了「預立安寧緩和醫療暨維生醫療選擇意願書（DNR）」，醫療現場實務即代表「放棄醫療積極性」。

如果一個人因為發生意外、進行急救，卻因為之前簽了DNR，讓一條生命白白被放棄，這結果絕非 DNR 本意，更不會是病人家屬的期待。

「放棄急救同意書」不等於「放棄治療同意書」，這兩件事根本天差地遠。我曾看過一位二十幾歲年輕男生，是個外傷患者，發生心律不整（心室過速，VT），但因他簽了 DNR，值班醫師消極以對，最後他因持續心律不整幾小時而過世。一個二十多歲的人，又沒有致命痼疾，為什麼要放棄被急救的權利？

此外，也有患者被 ECMO 救起、卻變成植物人的少數案例，家屬認為應該讓植物人安然離世。然而，植物人的診斷並非一、二個星期就可斷定，植物人也並非末期病人，不能直接撤除維生器材，大部分患者家屬對此理解錯誤。更何況，即使是末期病人，也一定得「依法」處理。

不是保證成功才做，而是細心去做才會成功

目前，ECMO 治療可以運轉相當長的時間，但歸根究柢，它是一種暫時性的心肺支持，無法從 ECMO 脫機的唯一下場，便是死亡，除非有器官可以移植。意思是，接受器捐的同時，得要有另一個人死亡。確實有人懷著高貴的情操，在生命的終點，願意獻出自己的身體去挽救他人，但我相信，願意捐出器官的人應該更希望自己能被救活。

ECMO 治療中經常要因應病情變化，而與病家溝通治療方案。台灣有健保，財務不是溝通的重點，溝通聚焦於講解病情變化，以及獲得下一步治療的知情同意。

重症的病情說明有個特徵：病情有風險，醫師不能保證療效。過去，醫師是不允許在疾病面前舉白旗投降的，必須要拿出辦法來。現在，放棄或安寧緩和也成為一種選項。於是有人會問：「當患者無法表達，而家屬和醫師對治療方向的見解南轅北轍時，怎麼辦？」其實這在實務上不算個問題，醫師一定會尊重病家的決定。真正困擾我的是，病家不同意我提的 A 方案，另提出我不同意的 B 方案，而且堅持要「我」來執行 B 方案。這可不是什麼哲學問題，讓醫師執行他不同意的醫療方案，通常不會有什麼好下場。但若「沒有什麼好下場」就是病家所希冀的「好下場」呢？我就曾因不願意執行患者家屬要求的治療方式：「我們已經要放棄了，醫師還調升氧氣濃度，可惡！」而被病家投訴「專業傲慢」。

宋高宗用秦檜當宰相，目的是跟金國講和，他不能叫秦檜跟金國打仗，講和就要重用秦檜，殺掉岳飛；若宋高宗策略不是講和，而是打仗，就得重用岳飛，讓秦檜下台。做事的人跟他所做的事，是合而為一的。

　　當醫生跟病家說明醫療方案時，必須告知其他選擇方案，我也會這麼做，但我會很清楚告知：關於你的家人，我想要做的就是某個方案，如果要選擇其他方案的話，請找別的醫生，我沒有任何怨言。因為「國是既變，宰相勢必換人」，針對這個病，我覺得尚有希望，想拚到最後，如果不同意，我尊重；但你不能叫我選擇改用病家的治療方案，因為不可能叫岳飛當宰相，向金國屈膝求和。

　　放棄很容易，只是會後悔；堅持很艱難，要承擔風險。如同這個世界中其他的事情一樣，ECMO不是保證成功才去做，而是細心去做才會成功。

存活率只有個位數，該救還是不救？

　　「許多加護病房中的末期患者於死亡當天仍在驗血、照 X 光、抽痰、使用呼吸器、抗生素、洗腎，甚至使用葉克膜體外維生系統，或被施予心肺復甦術。在這些激烈的急救處理措施後，僅是以醫療加工方式延長生命，對於病患而言，是一種折磨與凌虐；留給病患家屬，是無盡的煎熬與痛苦，同時也耗費龐大的健保醫療資源，」前監察委員黃煌雄在 2012 年出版的《全民健保總體檢報告》中這麼說。

　　當時有人指出，「洗腎、呼吸器、ECMO」是台灣無效醫療的三大代表。前衛生署長楊志良曾說，健保花費其中 1,500 億元都在無效醫療上。如果用平均點值一點為 0.9 元換算，2011年監察院糾正案中統計，2010 年使用 ECMO 的患者共 1,126

人、ECMO 費用為 1 億 6 千多萬元，整體照護費用則超過 8 億 9 千萬元。「不當使用 ECMO 不僅可能造成無效醫療，且使病患在人間煉獄飽受痛苦，」報告同時指出，台灣實施健保以來，ECMO 的使用量大概是世界最高。

無效醫療定義是什麼？不是口頭說這個治療無效，就叫無效醫療，而是這個治療的有無，對疾病預後存活率影響上下不超過 1%，這個藥吃與不吃、這個刀開與不開，對患者存活率影響不到 1%，才叫「無效醫療」。然而無效醫療的爭議就在於：以家屬的立場，機會再低，也要試試看。

醫療的目的，無非希望患者活得長、活得好。活得長不長，容易定義，至於活得好不好，實在很難量化。

病情愈重、死亡率愈高，是 ECMO 也扭轉不了的鐵律

早期 ECMO 曾針對多重器官衰竭做研究，比方心臟、肺臟同時出問題，裝上 ECMO 的存活率有多少；或者心臟、肺臟、腎臟都出問題，存活率多少。不管維生器材有多神奇，絕對不會違背一個基本定律：病情愈重、死亡率愈高。

器官衰竭愈多，死亡率愈高，身上如果有四個器官以上發生衰竭，存活就已經來到個位數。在無效醫療討論時，常常被提出的一個問題，面對存活率僅有個位數的疾病，醫師救還是不救？為什麼？

各行各業都可能有壞人，醫界也不例外，但是為了賺錢，而亂放 ECMO 的醫師，在台灣我認為沒有。真要賺錢的醫師，應

該不會投入 ECMO，因為太麻煩、太累、專業門檻太高，CP 值實在太低了。

健保自 2002 年開始給付 ECMO 使用，適應症逐漸增加，使用率往上飆升。於是，健保在 2012 年重新規範適應症，同時發布「禁忌症」。關於這件事，我的態度是：適應症代表醫師做這件事、健保局付不付錢，不代表做這件事是錯的。健保局的權責是付不付錢，臨床適應症的決策還是得尊重醫師。

台灣健保署的 ECMO 禁忌症規範

一、絕對禁忌症：

1. 不可逆之腦病變
2. 惡性腫瘤末期
3. 不可逆之心、肺疾患且不適合做臟器移植者
4. 不可逆之多重器官衰竭

二、相對禁忌症（需逐案審查的個案）：

1. 持續進展之退化性全身性疾病
2. 不可控制之感染
3. 不可控制之出血
4. 重度免疫不全之患者

ECMO 被批為無效醫療後，醫者的反思

當初健保要調查無效醫療，第一件事就是去了解，ECMO 救一個患者要花多少錢？有人說，ECMO 救一個患者要 500 萬元。在我來看，整體花費約在 90 到 100 萬元，包括相關耗材約二十幾萬，其他是加護病房、手術、支架、藥物等花費。

為什麼會有「ECMO 救一個患者要 500 萬」的說法呢？因當時 ECMO 存活率是 20%，一個人花 100 萬，每 5 個人才活 1 個人，所以救一個就是 500 萬。這是讓人無法理解的邏輯。監察院、健保署的專家一聽到，得花 500 萬才能救活一個人，肯定要跳起來，財務上確實不可行。

然而這句話本身就有極大爭議，不只是因為 ECMO 的存活率其實是逐年改善的，更是因為醫學教育不是這樣教我們的，「科學」上需客觀冷靜地考量治療的成功率，但惻隱之心才應是最後「底線」，不是嗎？存活率低的病人就在眼前，既然能救，為什麼不救？不能救，為什麼要救？

ECMO 照顧的全是「地獄來的病人」，哪個能救、哪個不能救，SAVE 系統預估計算過了嗎？之前實踐的經驗，有數據嗎？醫學是應用科學，不是應用神學。

2010 年，我曾遇過一位 72 歲的老太太患者，5 個器官衰竭，大家都以為她沒救了，沒想到 ECMO 把她救了回來，雖然出院兩個月後，她在安養中心還是過世了。花了大功夫，用了健保資源，卻只延長兩個月的壽命，似乎是不划算，但這不就是事後諸葛亮的論調嗎？

回到前面的大哉問：「存活率只有個位數的疾病，到底救還是不救？」

這一大哉問可以討論的東西太多了，例如可不可以救得回來？救回來之後患者能活多久？這些目前都只能靠統計數據回答，而且參考一下就好。不漂亮的數據，別人有可能不報告；漂亮的數據，也有可能是「假」的，或者我們也做不到。

況且，在單一患者面前，統計是蒼白的、無意義的。沒有人能大剌剌地跟病家說，「因為長期統計的預後存活不好，所以本醫師不救。」但在「實證醫學（evidence based medicine）」深入人心的現代，大部分的醫師是這樣想的。

ECMO 禁忌症的各種爭議

反過來的情況也有，一位 91 歲老先生，家屬在加護病房吵吵鬧鬧說要裝 ECMO，然而多數文獻都不建議為極年長患者裝 ECMO。可是病家吵得很兇，加護病房問：「健保有沒有規定？」我答：「健保沒有年齡限制。」加護病房說：「那就裝吧。」這是慷他人之慨，但在「避法醫學（legal-problem avoiding medicine）」也深入人心的現代，遠離糾紛也成了行醫圭臬。

年齡高不代表患者絕對沒救，我也曾有過一位 93 歲心因性休克的患者，用 ECMO 救回來，而且預後相當好。生命的事情很難一刀切。健保從給付 ECMO 到後來發布禁忌症，問題真不少。

例如，原本的禁忌症有放進癌症，問題非常大。因為有些女生得甲狀腺癌，可以從 20 歲活到 90 歲，一輩子與癌共存。某些

甲狀腺癌不會要人命，沒道理將之排除在 ECMO 使用之外。後來禁忌症修改為「癌症末期」。然而，像是絨毛膜癌第四期患者，若不幸感染流感重症，能不能放 ECMO ？絨毛膜癌第四期患者接受化療，五年存活率可達 80%，為什麼不能使用 ECMO 治療這個族群的流感重症？絨毛膜癌第四期併發流感重症，畢竟是少數中的少數，幾年頂多遇到一個，絨毛膜癌患者若得了流感，肺部突然白掉，當然也需要 ECMO 的支持。

健保適應症的主要目的是管理健保資源。我曾遇過一個有錢大老闆，肺部惡性腫瘤的轉移病灶如滿天星斗，完全沒有恢復可能，生命已在倒數計時。他有錢，缺的是命，但渴望爭取時間與家人相處，最後還是缺氧嚴重，靠著 ECMO 多撐了一個月。大老闆不符合適應症條件，健保無法給付，但也因為他並未占用健保資源，所以沒什麼大問題。

在我看來，ECMO 主要是為了患者存活，但有時也會為了患者家屬而使用。也就是說，患者注定活不了了，只能延長時間讓家屬接受現實。

「不要用 ECO 延長死亡過程」，這句話很有道理，但是臨床上就是會遇到意外發生。在某些醫院裡，病人一旦出了事，無論如何都要用 ECMO 撐到加護病房，人情義理，這些狀況不可能全然免除。但是毫無意義地延長死亡過程，就真的沒道理了。

行醫多年，現在若再遇到這種狀況，身為 ECMO 醫師，我還是會去跟家屬溝通，請他們答應脫離 ECMO 讓患者走。榮譽不只來自於生，也來自於死。如果裝 ECMO 撐著沒意義，確實應該讓患者好好走。

成也團隊，敗也團隊

　　ECMO 剛開始發展時，常見的小毛病很多，問題雖小卻也會致命。2010 年，流感肆虐台灣，我 1 個月內放了 11 台 ECMO，除了我以外，只有一個專科護理師、兩個體外循環師在幫忙，還沒有所謂團隊，管理上主要是我一個人做決定。那一整個月的睡眠被嚴重碎化，半夜經常要接 3、4 通電話，結果第二個月就累到吐血，睡眠不足的我反倒趁機在醫院大睡整整 3 天。

　　吐血告訴了我兩件事：一是「選擇哪種重症照顧模式非常關鍵」，二是突顯了「團隊重要性」，再厲害的醫師，都不能靠一個人單打獨鬥，照顧經驗必須要靠團隊來傳承。

　　如果愈來愈多醫院都要打造 ECMO 團隊，那麼導致 ECMO 團隊出現優劣差異的關鍵何在？就我的經驗來看，ECMO 成功方程式是：

$$\times \frac{\text{好團隊 + 好設備 + 好患者 + 好戰略 + 好方案}}{\text{自信}}$$

成功 ECMO

核心團隊是成功的最關鍵因素。ECMO 核心團隊成員包括：
- 團隊領導者（VA ECMO 場合以心外醫師、心內醫師、重症醫師為主）
- 體外循環師
- 加護病房護理師
- 協調員
- 各種 VIP（感染科醫師、營養師、復健師、超音波檢查師、神經內外科醫師、臨床藥師、呼吸治療師）

● VA ECMO 三位一體

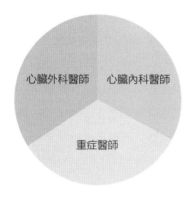

在台灣，ECMO 治療最早是由心臟外科引進，因此目前最好的領導者是心外醫師兼加護病房主任。因為重症患者都是從加護病房來，患者的治療走向由加護病房主任做判斷分流。心外醫師擁有技術，手上卻可能沒有患者，因此一家醫院要發展 ECMO，最好就是讓心外醫師兼加護病房主任。一個適合放 ECMO 的患者，遇到懂 ECMO 的加護病房主任，馬上就能執行。若是遇上不懂 ECMO 的加護病房主任，他會說：「讓我們繼續傳統的治療方法看看。」

團隊關鍵人物

然而，ECMO 未來趨勢將不再由心外醫師主導。目前有許多新研發的 ECMO 機器都不需要心外醫師，甚至有新機器是為心內或重症醫師設計的，拔管、插管都可以經皮做，插管也不需要外科醫師，管路充填自動化進行，也不一定需要體循師。因此，某些醫院可能會出現數個 ECMO 團隊。當然，不同科別所主導的團隊，有其獨特的團隊文化，以下僅就我的個人的所見所聞與各位分享。

● **心臟內科醫師** 理當是 ECMO 團隊的粉絲、也是最堅強的盟友。事實上，許多 ECMO 患者是從心內醫師轉介過來的。心臟超音波、左心引流、植入性電擊器、冠狀動脈心臟病介入性治療、冠狀動脈造影都需要心內醫師協助。心內與心外的合作可創造治療雙贏。

● **感染科醫師** ECMO 團隊非常仰賴感染科醫師對使用抗

生素的意見。過去ECMO患者的死因通常是發病器官無法恢復，現在心臟大多會恢復，「感染」成為重要死因。目前在台灣，ECMO早期死亡因素主要有二：多發器官衰竭與感染，可見預防感染的重要性。ECMO的人工肺像是織品，如果血液裡有細菌，一旦跑上人工材質的編織物會很難被殺死，除非換掉人工肺，有時甚至換了新的人工肺也殺不死，因為血液裡面還有。每天ECMO的查房重點就是找找看有沒有感染跡象，檢討抗生素。其次是營養問題，營養不良、抵抗力下降，特別容易感染，也要小心不能過猶不及。目前的共識是，除了治療最早期外，患者的營養供給最好是經由腸道，盡量不要長期依賴點滴注射，因為點滴容易造成過度營養（overfeeding），也容易併發感染。

● **腎臟科醫師** 腎功能是ECMO重要預後因子之一，長時間休克、低心排、橫紋肌溶解、造影劑、藥物……都會引發急性腎衰竭，治療上的體液平衡也需要腎臟科醫師的專業建議。

● **神經科醫師** 神經科醫師可以提供CPR急救後癲癇控制的專業意見，評估神經學預後。但若ECMO患者需要動用神經外科醫師的話，治療結果一定不好。身為團隊領導者，潛意識裡我極不樂見神經內科或外科醫師的到來，可能是患者急救後未甦醒，要做腦波檢查，或是懷疑腦出血。前者代表ECMO治療失敗，後者更是ECMO治療失敗的徵象。

● **體外循環師** 負責器官灌注，是我非常重要的左右手。體循師是ECMO這台機器的守護者，ECMO出事，患者必然出事。每天檢查機器是否正常運轉，確保耗材備料後勤是體循師的日常工作，通常他們是除了團隊領導者外最了解ECMO的人。

● **協調員**　不是配角、而是重要的主角之一。他們通常具有加護病房護理背景，身段柔軟，比較會講話。他們必須懂ECMO，幫忙醫師解決問題，遵照醫師指令聯繫相關人員。醫院是個滿在乎知識密集的地方，不懂就沒有發言權。協調員必須消息靈通，稱職與否攸關ECMO的成功。

協調員通常緊跟著醫師查房，這時醫師會開出很多醫囑，比方這床患者今天要抽什麼血，協調員得叮嚀住院醫師「要開什麼單」；今天做超音波，協調員要打電話去超音波室問：「有空幫我們安排一個患者？」；若需要會診，協調員得打給醫師問：「今天什麼時候有空過來會診？」若某床患者要加強拍痰，也由協調員告訴護理長。加護病房中如果有人需要放ECMO，協調員會先去了解整體狀況，通知團隊領導醫師，再決定這位患者適不適合收過來做ECMO。

● **復健師**　在國外的ECMO團隊被稱做「體療師」，他們在歐美國家醫療系統是負責拍痰、刷牙、洗澡、幫患者運動的專業人員。但在台灣，拍痰、洗澡、刷牙都還是丟給護理師來做。此外，還要幫患者做適合的運動。目前的研究都發現，早期復健對患者的治療結果有幫助。

● **臨床藥師與呼吸治療師**　藥師與呼吸治療師的觀念常跟醫師背道而馳，重點不在於「用或不用」某種治療，而是爭執「劑量多少」。藥師的專業在於藥物動力學，也就是藥物在體內分配的學問，然而藥物動力學的研究結果常跟臨床專家的經驗有所衝突。因為ECMO有一個人工肺，除了做氣體交換，人工肺是由微細管束編織而成，因此當我們把抗生素送進去，藥物進入血

液、血液通過人工肺，少部分的藥物也會被人工肺吸附住。因此，我會堅持某些藥物劑量要增加二到三倍，這是國際專家的普遍看法，但多數藥師也會堅持不需要調整，這個觀點也有文獻佐證。最後，只能靠不斷抽血驗藥物濃度來決定。

ECMO 主責醫師與呼吸治療師之間也有相同的矛盾。裝了 ECMO，我們就是相信一個公設：讓生病的器官休息，它會自行恢復。心臟如此、肺臟也如此。當患者裝上 ECMO 之後，一般呼吸治療師會希望照護患者的血氧飽和度要拉到 90 以上，才不會發生多發器官衰竭。但以 ECMO 照護觀點來看，80-85 就夠了，因此我會把呼吸器設定往下調。如果事先缺乏充分的溝通與共識，會讓患者「在夾縫裡生存」。

● 加護病房護理師　團隊中最重要的 VIP 就是加護病房護理師，大部分患者照顧工作都是他們在做。ECMO 團隊跟加護病房關係一定要好，因為患者本來就是加護病房的，加護病房的常規 ECMO 團隊未必清楚。如果 ECMO 團隊跟加護病房鬧翻了，對 ECMO 治療一定不利。

ECMO 的廣泛運用是可預見的趨勢。以前，ECMO 是少數專家才懂的技術；未來，重症醫師不能再雙手一攤說「我不會」，重症醫師都要懂 ECMO。以前，ECMO 團隊只在最專業、最高級的醫院；未來會成為中型以上醫院的常備治療項目，可能是一個獨立的重症科或心臟科下的次專科。

使用 ECMO 是個良性循環，從院內轉介、院外轉介的患者變多，病例一多，治療流程經過優化，醫護人員知識增加、團隊

合作默契好、更熟悉設備、更懂得擇選患者、感染控制與抗凝血效果好、醫囑改善、照顧品質提升，死亡率下降，成功經驗會讓醫護團隊更有自信，跳脫焦慮迴圈。

● ECMO 核心團隊

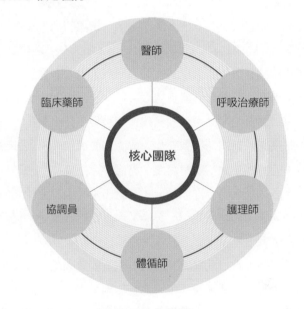

領導者	隊長＋教師＋外科醫師＋重症醫師＋灌注師＋政客
協調員	醫師助理或是資深護理師
灌注醫師	心臟／血管外科醫師

從救火隊到快速反應模式

重症患者的照顧有多種模式，基本上一定是由少數專家形成團隊。針對重症治療，平常的照顧就交給護理人員，沒有事的時候專家不需要隨時待在患者旁邊。

早期的加護病房都是依循「救火隊模式」建立跟運作，意思是醫院把重症患者放在一個充滿監視器、儀器的地方，按照標準治療方案來照顧他們。一旦病情出現變化，便能在早期有效介入。

在這個模式下一般人以為醫師只要每天來看看患者的檢驗結果、檢查患者、解讀監視器數據跟影像，就可以知道病情走向。當然，有很厲害的醫師可以預測病情即將發生什麼變化，並拿出一些預防措施，讓病情不致惡化，或者即使病情往下走，也不會太嚴重。能看到小火苗就有反應，就已經算是極高明的「救火隊了」，大多都是火場已烈焰沖天才緊急出動。至於能做到曲突徙薪，先知先覺，那是極為罕見。除了學識與經驗俱足，更需要頻繁地觀察患者，然而實務上很難做到。

我年輕時，在台北榮總訓練，一個人要兼顧兩組團隊，常常要照顧四十幾個患者，幾乎每天都要搞到半夜 1 點才能下班，即使如此勞累，還是「救火隊模式」。在台灣，這種狀況近年已有大幅改善，可是要警惕的是，經驗的累積速度也跟著臨床工作強度下降而變慢了。

歐美國家本來也是走救火隊模式，後來發現，等到察覺患者出狀況，就算醫師到場也無能為力，因為通常已經過了病情可逆點，就算患者最後被搶救回來，也可能留下很多後遺症，比方腦

損傷、腎損傷等。歐美國家的大型醫院現在多選擇「快速反應團隊模式」。在此模式下，病情變化的門檻很低，不限制是在加護病房，即使一般病房就可以出動專家團隊早期介入。

　　不論醫院選擇哪種重症照護模式，要面對的現實狀況還是：專家不可能 24 小時待在患者身邊；護理人員的人事流動率過高，不可能將加護病房內的所有護理師都訓練成 ECMO 專科護理師。

　　我曾見過某些人力充足的醫院在每一例 ECMO 患者床邊 24 小時配置醫師看顧，以我的眼光來看，這種使用醫師的方法，長期來說未必是好事。這種做法背後的心態，和每個小時都要抽血檢查、每天都要做幾次心臟超音波一樣，都是源自於因無知產生的恐懼。ECMO 是知識密集的少數團隊，不該是韓信點兵、多多益善的用法。

個體化治療

　　台灣也有人嘗試把整個加護病房團隊都變成「專家團隊」，將每一件事 SOP 化。患者發生任何狀況，不需要知道為什麼，只要把 SOP 拿出來，照做就對了。例如護理人員看見患者抽血的電解質不平衡，就拿某某藥、泡在某某溶劑中，過多久時間後再做下一次檢查。這種模式在台灣慢慢流行起來，現在加護病房病歷常常是密密麻麻的寫著「若 A 則 B，若 C 則 D」，過去的簡潔醫囑已不復見。

　　雖然 SOP 化可行，但把一套 SOP 用在所有患者身上，會不會每個患者的變化都有細微的差異？我相信有經驗的醫師，都

願意抽空去看患者一眼，跟有經驗的同事討論個幾分鐘，慢慢改良治療方案，讓治療效果變好。這麼做的結果絕對會比萬事都照SOP做要好。這是手藝職人跟工業生產模式的差異。

但問題來了，這些個體化的治療結果會變成一種非得靠經驗累積才能學會的「第三類知識」，醫師無法靠天生能力或後天看書的方法來學習。如果醫師對每個患者都「要求個體化治療」，後面的學問卻變成無法教的知識，不利於傳承。

我從年輕一路走來體悟到，每個患者都要個體化治療的做法，得花相當龐大的時間去照顧。如今年紀大了，時間精力有限，只好也慢慢趨向於標準化方案，所有患者都用同一套模式處理，看似邏輯互相矛盾，其本質乃坐實了標準化治療是體力或時間不足時的妥協做法。

醫師不是哲學家，不可能面對每個患者都能思考這麼多，但我還是願意相信，醫師的本分就是以一套不斷改良、優化的方案去治療患者。

多年行醫的經驗也告訴我，ECMO 團隊要做的是融合、不是革命。畢竟沒有一個醫師有三頭六臂，不該是個人秀，也無法單打獨鬥，需要仰賴堅實的團隊合作才能成事，寶貴的臨床經驗也需要靠團隊才得以傳承。

優化，才是團隊的成功關鍵

ECMO 核心團隊的專業與否，跟患者存活率有密切關係。不同的團隊，在同一段時間、同一家醫院、同一個加護病房，用同一種 ECMO 機器，可以得出完全不同的臨床結果，患者存活率可以相差到五倍！

ECMO 是治療案例數愈多、結果愈好，質因量生，熟能生巧，良性循環。根據 ECMO 之父、美國心臟外科醫師羅伯·巴特列特（Robert Bartlett）的研究，從 1989 年到 2003 年，醫院治療 ECMO 例數多，跟治療成果呈正相關。因為病例多，治療流程得以優化，死亡率低，存活率就拉高。所謂「治療流程優化」指的是成員知識充足、團隊內有各種專家。

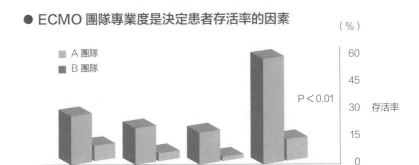

● ECMO 團隊專業度是決定患者存活率的因素

（％）

A 團隊
B 團隊

P＜0.01

60
45
30 存活率
15
0

ECMO 量　ECMO 脫機量　　存活量　　　存活率

這是某醫院兩個 ECMO 團隊的存活率統計：
A 團隊 **59%**　B 團隊 **11%**

資料來源：北醫附醫，2015 年

　　目前 ECMO 的顯學是「多功能團隊（multi-discipline team，MDT）」，除了團隊領導者之外，同時結合小兒科、感染科、呼吸學、神經學等各種專家，不斷彙整大家意見，醫囑愈來愈精簡。從選擇適合治療的患者開始，到最後感染控制、抗凝血等問題全都優化，改善照顧品質，死亡率自然下降。

　　一旦團隊名聲建立起來，院內、外院轉介的患者自然會增加。

　　團隊的組成方式有「由下而上」、「由上而下」，各有優缺點。多數台灣醫院是由下而上，院內有幾位醫師想嘗試而自動組成團隊。優點是專業知識強、醫師動機高，缺點是院內可能資源不足。如果是由院內長官領導組成團隊，優點是上面分配好資

源，但下面被指派的醫師可能興趣不高，加上台灣醫師的薪資結構主要為分紅制，由上而下的強制力不大，醫師也未必願意主動充實別人指派的專業知識。

● **ECMO 在醫學中的位置**

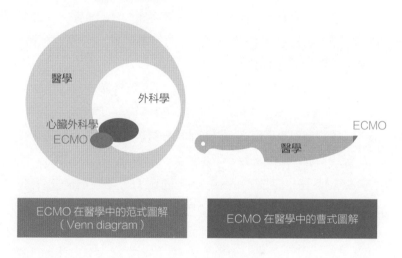

ECMO 在醫學中的范式圖解
（Venn diagram）

ECMO 在醫學中的曹式圖解

團隊在精不在多，大小各有可應對處置

團隊規模大小跟治療結果未必正相關。我在北醫時期的團隊核心只有 4 人，跟臺大醫院十幾個人的團隊治療成效差不多。不論團隊大小，都依賴加護病房的治療能量。

如果大小團隊的知識水平趨同，治療結果應該也會趨同，但是實際做法一定會有差異。從安裝 ECMO、選擇患者、照護醫囑、各種狀況處理，小團隊都要站在小團隊的立場想。如果我只

有 1 名技術員，也不應該天天睡在醫院，我會給自己多留一點餘裕，不走鋼絲、不走崖邊，否則就要有 24 小時坐在患者身邊的心理準備。

大團隊就不一樣了，可以把治療能量推到極限。因為人力充足，成員還可以排班。甚至像是插管的方式，大團隊如臺大醫院慣用「切開」的方式插管，切開一定會滲血，滲血就要有人去止血，大團隊可以有人力花 2、3 個小時慢慢止血。小團隊就該有小團隊的做法。

ECMO 核心團隊日常工作繁瑣，千萬不能讓團隊成員都累垮。主責醫師每天查房，傳遞醫囑給協調員，協調會診、溝通加護病房護理師與重症醫師；體循師檢查機器、管路、人工肺及耗材；醫師助理做病歷紀錄、開立醫囑。治療目標求穩不求快。

ECMO 是一個強調知識密集、而非人力密集的工作，沒有持續學習，很難充分掌握知識。查房時，我習慣帶著計算機，與團隊用醫學科學語言溝通。如果要做哲學討論，就請協調員出面來談。

增加科間協作的重要性

ECMO 使用量增加，意味著適應症不斷擴增。然而現今醫院內各科醫師，包括重症醫師在內，多數都還不清楚 ECMO 在他們那一科能做什麼、不能做什麼。因此 ECMO 團隊需要增加協力者，例如邀請其他相關專家參與病例檢討會，就其領域提出建議，順便了解 ECMO 能做什麼、不能做什麼。開會是為了增進大家對 ECMO 的了解。

● 病例檢討會

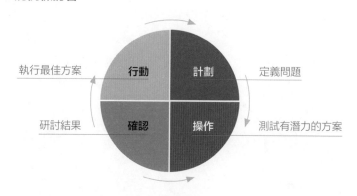

- 每星期核心團隊開會討論是必要的。
- 無論死活，每一個 ECMO 病例都要檢討。
- 確認問題，思考解決方式，修改臨床方案，追蹤執行結果。
- 讓人說話。

　　病例檢討會是每星期必要會議，每個ECMO病例都要檢討。檢討會目標在確認問題，思考解決方式，修改臨床方案，並追蹤執行結果。參與者包括核心團隊，加上相關科室點評。通常由我報告自己的病例，列出一個核心問題，討論改進方法；如果沒有新病例，就做在職教育。檢討會必須由協調員記錄並保存內容。

　　檢討會的重點在檢討 ECMO 的流程、戰略跟 protocol（治療方案），避免咎責文化，因為這會導致團隊灰心喪志。

● 成功帶來自信，跳脫焦慮迴圈

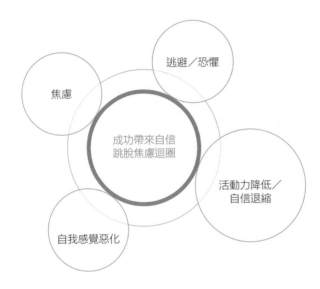

逃避／恐懼

焦慮

成功帶來自信
跳脫焦慮迴圈

活動力降低／
自信退縮

自我感覺惡化

　　持續的醫療教育非常重要。ECMO 團隊經常有新東西要演練，沒事也要固定演練。ECMO 患者運送演練尤其不能省，患者若要做檢查，該怎麼從原來病床抬到運送床，怎麼進電梯，護理師站在什麼地方，機器放哪裡，患者怎麼上救護車，俯仰姿勢如何互換，患者怎麼插著管子下床運動……。每一個動作都攸關人命，不練怎麼行？ELSO 建議設置 ECMO 專科護理師（ECMO specialist），臺大 ECMO 團隊就有。

　　我同意這樣的做法。護理師既然學了這麼多專業，應該把她們往上提升才對，專科護理師是正確的發展方向。醫師每天巡

房，很多事情可以交給專科護理師。可惜受制於健保制度，護理師被醫院當做「成本」，醫院當然要盡量降低成本，加上護理師流動率又超高，現階段不容易做到。

將治療方案轉化成醫囑單

我在團隊裡相當鼓勵創新，因為團隊成員每天在現場執行例行工作，來自於經驗的點子是最有價值的。我們大部分的新治療手段，都是從體循師跟協調員的想法轉化而來的。

我非常在意流程優化、鼓勵創新。優化就是簡單化，愈簡單愈不容易出錯。ECMO 治療方案可以直接寫成醫囑單，貼在機器上，讓護理師照著做。例如患者很容易流量不穩，處置方式影印出來、護貝好，貼在機器上面。protocol 就是類似 SOP 的東西，化成醫囑寫清楚。

醫師把治療程序寫成流程表非常難懂，只要寫成醫囑單，每個護理人員會看，醫師只要在上面寫好：多久抽一次血、多久做哪些檢查、多久要做哪些紀錄，護理人員就會去做。像是心肌炎有心肌炎的醫囑單、心肌梗塞有心肌梗塞的醫囑單。醫囑單儘量簡單、固定，不要一天查 8 次房就改 8 次醫囑單，這樣肯定人仰馬翻。把醫囑單寫清楚，護貝後掛在機器上，一目了然。

最後，團隊領導者不能只關心患者和機器，也要記得關心你的團隊成員，他們的工作、情緒、家庭和收入，以和為貴，所謂家和萬事興啊！

● ECMO 管理的兩種模式

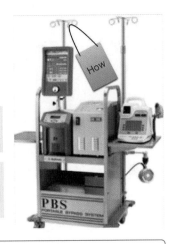

千軍萬馬 十幾台機器,幾十個人, 24 小時有專人盯著。

游擊隊 1、2 台機器,2、3 個人, 一天看 1、2 回,仰賴加護 病房的治療能量。

> 將常用的機器檢查與處置流程掛在機器上。醫院不是軍隊,沒 有「通、情、指、管」(通訊、情報、指揮、管制),只有「通、 情」,除了自己,指揮不了任何人。當然,某些超大型機構除外。

● 經驗證明,有案例才有成長

○ ECMO 的臨床適應症在擴張,使用量也在擴張。

○ 好團隊/設備/指徵/戰略/方案才能有好的 ECMO 產出。

○ 自信來自於成功案例的累積。

○ ECMO 管理要符合人性,可行性是重要考量。

○ 真正要科普的對象,就是醫院裡的同事。

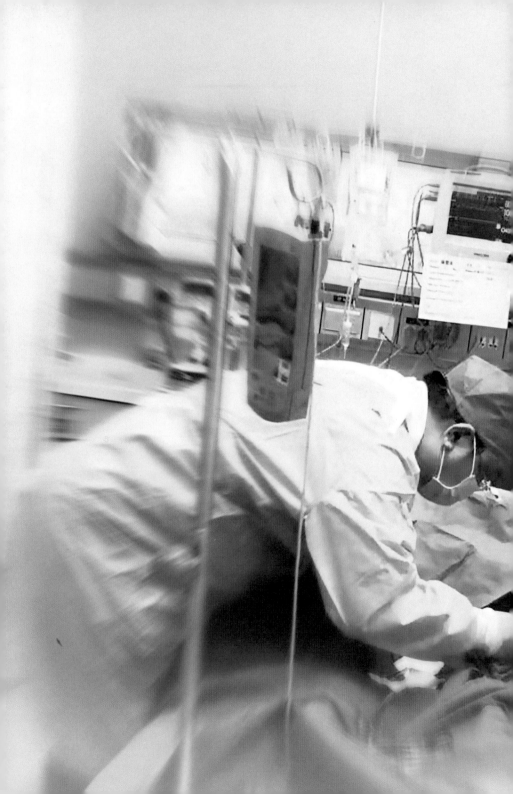

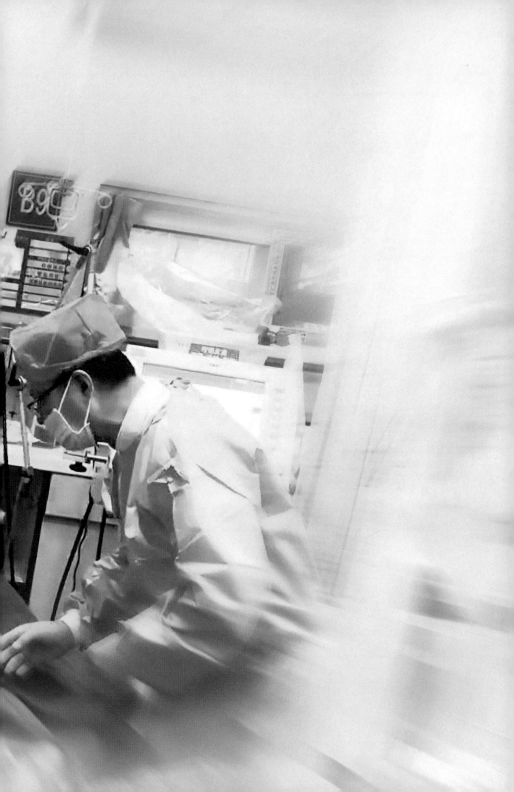

在新冠肺炎疫情中，挽救重症患者性命的 VV ECMO

原本 VV ECMO 的內容打算留待下本書詳述，不意在本書準備出版之際，發生了由 COVID-19 新型冠狀病毒引起的「嚴重特殊傳染性肺炎」，至今已造成全球 187 個國家、地區，超過 500 萬人確診，斷送數十萬條性命。在這場疫情中，VV ECMO 儼然已成為醫療的最後一線，是以特別追加這篇文章，略為簡介核心概念。

近 10 年來，每年冬天都有流感肆虐，這是上個世紀沒有的狀況。可以推測 10 年前不論是豬流感或禽流感，這些新型病毒已經埋根於人類族群中，在每年冬季流行一回。

在這個背景下，產生了 VV ECMO 的生態位。最初的 ECMO 就是 VV ECMO，可謂由來已久，但在 1970、80 年代針對成人的 VV ECMO，無論是臨床實踐或研究，都無法表現出 VV ECMO 較諸傳統治療有何優勢，直到 2009 年《刺胳針》刊登一篇英國的凱薩研究（Efficacy and Economic Assessment of Conventional ventilatory support versus Extracorporeal membrane oxygenation for Severe Adult Respiratory failure，CESAR）才漸露曙光。

在台灣，ECMO 發展初期以成人 VA ECMO 為主，小兒患者較少，卻是早期 VV ECMO 主要的實踐對象。由於小兒，特別是新生兒，肺還在長，恢復能力特強，因此治療效果不錯。但在成人 VV ECMO 的實踐上，則是摸著石頭過河，飽受失敗與失望的打擊。

2009 年豬流感之後，由於 VV ECMO 在嚴重流感重症中的優越表現，成人 VV ECMO 突然成為重症界新寵，使用量快速增加。同時由於國際上 VV ECMO 的應用增多，科研文章的數量也成比例快速增加，經驗與知識兩方面的加持下，VV ECMO 的成功率日逐改善，才總算達到與國際上 ELSO 中心同樣的水準。

ECMO 在這波全球新冠肺炎疫情中獲得意外關注，在重症肺炎個案的應用，九成以上以「VV 構型」為主。本書重點雖聚焦於 VA 構型，然而當今時疫大作之際，不可不對 VV ECMO 的核心管理概念略加介紹。

急性呼吸窘迫症候群（acute respiratory distress syndrome，ARDS）傳統上認知為非肺水腫的肺泡損傷，由肺本身或肺外原因造成發炎反應損壞肺部後，血管的通透性發生改變，液體自血管內滲出，充斥於肺泡及肺血管之間的肺間質，以致肺部原有的氣體交換功能產生障礙，患者出現缺氧及二氧化碳累積的症狀。ARDS 因下列病理變化導致肺部失去換氣功能：

- 肺泡壁因發炎增厚
- 肺泡被分泌物填滿
- 崩塌的小支氣管
- 肺實質因發炎失去彈性
- 大量肺內分流

1994 年及 2012 年各有一次醫學大會界定臨床上 ARDS 的診斷標準與治療建議。2012 年針對 ARDS 的「柏林定義」是現今臨床實踐所使用的標準。

● 急性呼吸窘迫症的柏林定義

時機	一周內新發或惡化的肺損傷
胸部影像	無法以積液、塌陷或結節解釋的雙側肺部陰影
水腫來源	有客觀證據（如心臟超音波）排除心因性肺水腫或容積過度負荷。以 P ／ F 值界定嚴重程度（ P ／ F 即氧氣分配／氧氣濃度比值）
輕度	200 毫米汞柱 <P ／ F<300 毫米汞柱
中度	100 毫米汞柱 <P ／ F<200 毫米汞柱
重度	P ／ F<100 毫米汞柱

● 急性呼吸窘迫症的風險因素

肺內因素	肺外因素
肺炎	非肺部來源的敗血症
嗆入胃內物	重大外傷
吸入性傷害	嚴重燒傷
肺挫傷	非心因性的休克
肺部血管炎	藥物過量
溺水	大量輸血
	胰臟炎

● 柏林定義對治療方式的建議

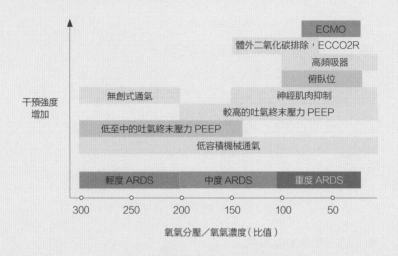

ARDS 在加護病房內是頗為常見的疾病，自上世紀迄今，醫療各方面都有長足進步，然而 ARDS 的臨床死亡率仍高，約有四成，數十年來未有明顯改進。原因即在於，傳統治療方法本身就有害，患者因 ARDS 發生缺氧，嚴重時就要使用呼吸器，而呼吸器有潛在的危險。

君不見此次疫情初起之時，各國急於獲得呼吸器，呼吸器不足就象徵了醫療崩潰。然而我們現在已經知道，呼吸器若長期使用，高壓高氧高容積會造成肺部損傷，稱為「呼吸器引發的肺損傷（ventilator-induced lung injury，VILI）」。以前醫師面對嚴重缺氧、血氧極低，或者通氣不良、二氧化碳特高、喘到筋疲力竭的患者，一心只想著如何改善患者的狀況，氣管插管接上呼吸

器，血氧不好就升高氧氣濃度；通氣（肺活量）不好，就加壓加容，把氧氣擠進肺裡。有些醫師知道高壓高氧高容積不好，但是患者的肺就那麼差，還能如何？缺氧當下就會死，VILI 是慢性毒藥，一時半會兒還不至於馬上出事，如此「飲鴆止渴」的兩難困境如何能解？

● **呼吸機引發的肺損傷**

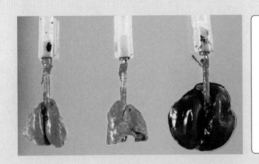

實驗證明，持續高容積通氣會造成肺部損傷。自左至右，高容通氣愈久，肺部損傷愈嚴重。

　　換一個角度看問題：為什麼要用高壓高氧高容積的呼吸器去折磨已經生病的肺臟？當然是因為血氧太差，或是血液中二氧化碳無法排出，甚至是兩者皆有。已知肺部氣體交換功能不良，然而肺臟是人體唯一可以行氣體交換的部位，只好盡一切努力將氧氣塞進肺裡。這樣解答就出來了，能不能給人體另一個好肺？

　　VV ECMO 可以做為嚴重 ARDS 患者的第二套肺臟，專責氣體交換。如此，嚴重受傷的肺臟就可以免於呼吸器的折磨，遠離 VILI，好好休息。

「讓肺休息，肺臟的功能可以逐漸恢復」正是 VV ECMO
治療的第一個核心概念，也是這個治療之所以成立的立足點。這
個概念暗指了傳統治療 ARDS 的缺點就是 VILI，或者說，就是
呼吸器的高壓高氧高容積。

　　VV 和 VA 的機械構造完全相同，差異只在於注入側插管位
置不同。VV 的注入側插管插在靜脈，一般是右內頸靜脈。之前
說過，VA ECMO 可以增加功能性心輸出量、提高氧供，但是有
發生弄臣症候群的風險；VV ECMO 也可以提高氧供，沒有發
生弄臣症候群的風險，但無法直接增加心輸出量。

　　事實上，缺氧患者在放置 VV ECMO 當下，由於缺氧對全
身造成的壓力，通常交感神經和腎上腺都全力運轉，動員一切自
身防衛機制「掙命」，所以臨床上會看到呼吸快、心跳快、血
壓高。放置 VV ECMO 並開始運轉後，由於缺氧壓力緩解，反
而會觀察到心跳減緩、血壓下降的變化。從這個角度來看，VV
ECMO 不但不會增加心輸出量，還可能會減少心輸出量。

　　藉由 VV ECMO 的示意圖，可以了解其如何達成治療缺氧
的目標。在 ARDS 或其他嚴重肺疾的場合，雖然右心將血液泵
入肺臟，但是肺臟的氣體交換功能受損，會發生血液雖然進入肺
臟、卻流經受損的肺泡區域，因而無法獲得氧氣的現象。我們把
這種血液稱做「肺內分流」。肺內分流是一種功能性右向左分流，
分流血液與正常血液流入左心混合後泵入主動脈，等於將缺氧血
輸入動脈系統，如同發紺性先天性心臟病，右向左分流會產生全
身性缺氧。

● VV ECMO 示意圖

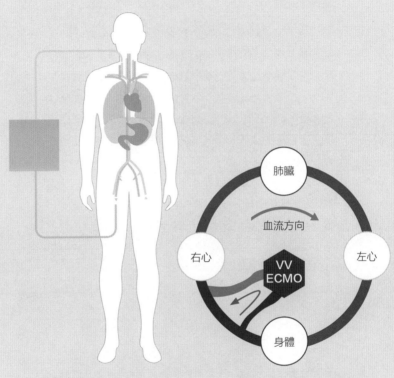

正常人也會有部分（5%-10%）的肺內分流，某些極端狀況，
患者肺臟因疾病完全失去通氣功能，由於沒有吸入空氣，血液經
過肺部當然也無法獲得氧氣，此時的肺內分流比率是 100%。在
沒有 VV ECMO 的時代，這些窒息的患者當然就死亡了，現在
這類患者，即使呼吸器只能提供近於「死腔」的通氣，甚或沒有
通氣，患者掛著 VV ECMO 依然能活。

肺內分流率

肺內分流率是肺內分流量佔整體心輸出量的比率。肺臟的血液來自肺動脈，肺動脈來自右心，運送的是缺氧血。當缺氧血流經健康的肺泡時，血液中的血紅素都會「裝備」上氧分子，也就是會變成 100% 的血氧飽和度；而缺氧血流經受損的肺泡時，血紅素不會「裝備」上額外的氧氣，也就是仍舊維持缺氧血原有的血氧飽和度。之前曾說過：

單位血含氧量 CO2（content of oxygen，不是二氧化碳）= 1.36 × Hgb × Sat + 0.003PO2

Hgb：血紅素濃度
Sat：血氧飽和度
PO2：氧氣分壓

由於肺臟是氧氣的唯一來源，則動脈血流量（心輸出量）× 單位動脈血含氧量 = [肺內分流量 × 單位缺氧血（肺動脈血）氧含量] + [（心輸出量 − 肺內分流量）× 血氧飽和度 100% 的單位動脈血含氧量

即 CO × CaO2 = IPS × CvO2 +（CO−IPS）× CnO2
（CO：心輸出量）

將單位血含氧量公式帶入，簡單整理，可得

IPS／CO =（1−SaO2）／（1−SvO2）即為肺內分流率

此式表示，只要測得動脈與靜脈（肺動脈或中心靜脈血）血氧飽和度，即可估測肺內分流率。

VV ECMO 如示意圖，是並聯於體循環靜脈側，將缺氧血引流至 ECMO 氧合器，再將含氧血注入靜脈。這樣的做法是為了提升肺動脈血液的含氧量，當肺動脈中流動的血液已然飽含氧氣，即使肺內分流率再高，主動脈端的血氧也有保障。VV ECMO 的功能是「藉由提升肺動脈血氧飽和度，以維持身體所需的氧供」，這是核心概念之二。

第三個核心概念是，VV ECMO 能夠提升肺動脈血氧飽和度到什麼程度？ ELSO 指南目前建議的治療是以體循環動脈端的血氧飽和度達到 80%-85% 以上為目標。大家是否接受這個目標此處不贅述，臨床上由於肺動脈血不易取得，確實也是以觀察體動脈血氧飽和度為主。但是，VV ECMO 直接影響的是肺動脈血氧飽和度，而非體動脈，這個目標欠缺可操作性。我建議從肺動脈的角度來了解 VV ECMO 血氧提升的內涵。

VV ECMO 注入靜脈的含氧血，會「順流而下」流入右心，既曰「順流」，則除含氧血之外，還是有其他的缺氧血會流入右心。如果沒有 VV ECMO 的存在，這些缺氧血的血氧飽和度，

就會是肺動脈的血氧飽和度。那麼，VV ECMO 的含氧血，可以將血氧提升到多高？當 VV ECMO 開始運轉，肺動脈的血氧飽和度將會是：

$$SvO_2 = SvrO_2 + (fFe / CO) \times (SiO_2 - SdO_2)$$

SvO_2：肺動脈血氧飽和度
$SvrO_2$：回流靜脈血之血氧飽和度
fFe：功能性 ECMO 流量
CO：心輸出量
SiO_2：ECMO 注入側血氧飽和度，通常為 100%
SdO_2：ECMO 引流側血氧飽和度

因 VV ECMO 而增加的就是式中的後項（fFe / CO）×（SiO_2-SdO_2），這是一個乘積，前面是 ECMO 流量佔心輸出量的比例，後面是 ECMO 注入側與引流側血氧飽和度之差。這個式子就是核心概念之三，如果要加強 VV ECMO 治療缺氧的功效，就要使 ECMO 流量佔心輸出量的比例提高，或是加大 ECMO 注入側與引流側血氧飽和度之差加大。

如果讀者有替裝著 VV ECMO 的患者急救的經驗，應該有注意到，患者此時的指脈氧（周邊血氧飽和度）都是近乎 100%，何故？fFe / CO 比例因患者心輸出量極小而極大化了。這裡先暫且不多說再循環現象，留待爾後詳述。此外，VV ECMO 還有以下幾點特色：

- 因兩端插管處都在靜脈端，相較 VA ECMO 出血的風險低。
- 沒有直接的循環支持功能，需要良好的左右心功能。

- 不會有弄臣症候群，但是有再循環現象。
- 不會發生下肢缺血。
- 流量限制小，抗凝需求較 VA 低。
- 不會增加心臟的後負荷。
- 脫機時易於測試，拔管難度低。

只要掌握核心概念，相信可以輕鬆駕馭 VV ECMO，造福患者。

近 10 年的實踐可知，VV ECMO 用於 ARDS 的病人存活率可達近六成。（若以 VV ECMO 治療肺外 ARDS，如因重大外傷、中毒、非肺部發炎，而是身體其他部位發炎而攻擊肺部的「肺外來源」ARDS，治療成效則較差）

● VV 葉克膜，一式無餘說

$$(fFe \,/\, CO) \times (SiO_2 - SdO_2)$$

ECMO 流量與
心輸出量的比例

ECMO 注入與
引流的氧飽和度差

fFe：功能性 ECMO 流量
CO：心輸出量

SiO_2：注入端的血氧飽和度
SdO_2：引流端的血氧飽和度

此次新冠肺炎疫情，在中國以 VV ECMO 治療重症患者的存活率，若以發表論文綜合估計，約只有一成，而在法國巴黎由艾倫‧孔貝斯領導的 ECMO 團隊則有高達五成的存活率。差異之源何在？VV ECMO 要做得好，必須要選擇對的病人，以及對的處置方案。法國有成熟的團隊，依循明確的患者選擇方案；而中國的 VV 經驗尚不足，對於適應症及干預時機的把握還有許多學習空間。

VV ECMO 研究呈現一個向心趨勢，意指隨著團隊的經驗累積，不同病因的 VV ECMO 臨床產出的存活率會趨於相同，病因對於 VV ECMO 存活率不再是最關鍵因素，重點反而在於團隊的熟練程度，以預防及處理患者出現的併發症。

期待疫情早日遠離，更期待此次疫情 ECMO 應用的經驗總結，可以為吾輩帶來更大啟發。

看見身為醫者的初心──犀利仁醫曹乃文

若把 ECMO 喻為三國那匹不易馴服的名駒「的盧」，那曹醫師對 ECMO 的感情，可說是鍾於所愛、熱中挑戰外界看衰「騎的盧則妨主」的劉備。

儘管外型上他比較像張飛。

曹醫師五十出頭、身高超過180，高大體格，聲如洪鐘，罵人時眉宇一股正氣，外科脾氣想當然也不會是什麼「以和為貴」。年輕時的曹醫師，一人顧 11 台 ECMO，半夜常被急電叫醒：「曹大夫，病人流量掉下來了怎麼辦？」他心急交代事情，要是電話那頭的人聽不懂、他便愈講愈大聲，隔天馬上被院長叫去：「聽說你昨天又『咆哮』了是吧？」與曹醫師一起建構北醫 ECMO 制度的多年夥伴、內科部部長黃群耀則說，現在他脾氣已經溫和許多了。

實際接觸曹醫師一年多，我觀察到曹醫師是個多方面「裡外不一致」的人：他高胖、性格外放，

實際上卻是心思細、手法巧，連豆腐都能縫的人，因為「心不細、不能開心臟，一個小裂縫就足以讓水壩崩塌、出人命的。」他的威嚴使他看來很具軍系色彩，但他實際畢業於陽明醫科，也是支持醫療、社會各方面都去威權化、飽讀群書的文青醫師。

採訪曹醫師，好似參加了一年多的「曹大夫 ECMO 講堂」，他善用各種比喻，使我這文科腦袋得以推開 ECMO 醫學深奧大門、一窺神妙。但時不時，曹醫師就會化身入世的社會評論家，課程內容瞬間歪樓為歷史課、哲學課跟生命倫理課，從巨觀、微觀各層面，剖析 ECMO 發展演進甘苦、醫師培養現況、護理專業制度、健保制度、生死面前無所遁形的人性醜惡。曹醫師講了不少編輯群限定故事，包括病家不忍家人受苦，下跪求他殺了家人；在屍體上放 ECMO；會診時被找去幫命不該絕的病人「關機」；病家要求讓家人看時辰死等等。更有 ECMO 被批醫療濫用之際，無效醫療的統計數字挑戰他「能救、為什麼不救」的醫生底線之憤慨。在眾多匪夷所思情節日日真實上演的醫師生涯中打滾，於是我懂了，面對這些內心萬千糾結、跟死神打交道的分秒必爭當下，任誰都做不到平心靜氣。

最剛開始，曹醫師受的是小兒心臟外科專科訓練，明明想當開心臟的帥氣醫龍，後來卻轉而鑽研 ECMO，成為台灣少數經手超過 500 例 ECMO 的重症專家醫師，跟他個人背景、也跟醫療大環境轉變息息相關。曹醫師醫科還沒畢業，就有老師找他去急診外科上班，主要是看上他充滿熱情、敢衝的態度；後來各科跑一輪，他發現自己著迷於心臟外科，「因為這科實在太刺激

了！不斷在急救、東跑西跑，這裡吐血、那裡噴血！」畢業時，台灣因為唐氏症篩檢全面徹底，大幅降低了小兒心臟先天畸形的病人數，他後來雖然沒走這個次專科，但小兒心臟外科專業訓練背景，卻讓他在心臟結構、生理學上更勝人一籌，也更有利於他日後鑽研 ECMO。

在榮總當住院醫師時，曹醫師就接觸了 ECMO，當時的 ECMO 定位是「為了不讓心臟外科病人死在手術台上的機器」，存活率不到一成，所有人對 ECMO 完全沒信心，身為菜鳥住院醫師，他還得擔負跟剛過世病人家屬索討昂貴醫藥費的荒謬責任。

到北醫之後，曹醫師跟黃群耀醫師內、外科聯手，積極想打造北醫 ECMO 團隊，但因資源有限，只能土法煉鋼、邊做邊學，黃群耀回想當時：「大概有半年多的時間，ECMO 幾乎放一個、死一個，信心全失、團隊極度氣餒。」後來他們終於在救活了一個肺水腫病人後，燃起一絲希望。黃群耀形容，醫師都很會讀書，大多數醫師在臨床實踐上都是照表操課、盡其本分，但曹乃文則是臨床醫師中少數，不滿足於照表操課，還可以搞出一些新創意的人。

是的，曹醫師在北醫 ECMO 團隊草創期間，花了 18 萬元自行買些零組件、以殘存的人工心肺機組裝了一台 ECMO（當時 ECMO 全新機器要價 200 萬），用那台陽春 ECMO 做了超過 100 例，除了「不想讓病人倒霉地死在心臟外科手術檯上」，更想要病人「活著脫機、走出加護病房，重返社會。」

曹醫師當時住在北醫附近，就像 7-11 一樣，病人一有狀況

就隨傳隨到；他的精簡團隊願意隨時將 ECMO 機器搬上他的休旅車，開到其他醫院去救人。在北醫 ECMO 團隊草創期間，他努力自學看論文、鑽研照護細節，參加國際研討會、與這個領域最活躍的專家直接交換意見，因此病人成效愈來愈好，他研究 ECMO 興趣、動機都跟著提高，形成良性循環，寫出被引用超過 150 次的專業論文，成為台灣第一個體外循環重症科主任，無可替代的 ECMO 專家。醫生需要成長，無奈成長背後的代價有時是慘烈的，這也或許是曹醫師想把所有醫療細節塞進書內，任何一點都不容割捨、必須傳承的最初動力吧。

拜健保之賜，ECMO 在台灣的使用量大增，卻沒有因此改變醫界對 ECMO 的看法。大多數不熟悉 ECMO 的醫生質疑其效用，不懂其適應症、生理學，更不懂 ECMO 在其他科的應用，因此 ECMO 常常是被卸責、被迫背黑鍋的「背鍋俠」，讓曹醫師無法忍受。某次採訪中，曹醫師提到法國有位頂尖 ECMO 專家 Alain Combes，他的學術地位極度崇高、生產超過 360 篇 SCI 論文，「但他為何還要努力做研究、寫論文？因為他想證明『ECMO 不會殺人』！」我一聽就懂了！在曹醫師身上，我同時看到了這個精神，證實 ECMO 用得好、足以拯救許多必死無疑的病人之急迫性，彷彿這是他此生最重要的未竟神聖任務。

在這本書中，除了曹醫師以生動妙喻講述 ECMO 醫學奧妙，也有他從 ECMO 看社會、看醫療的評論觀點。更幸運的是，看見身為醫者的初心，誠心推薦給大家。

重返生死線：葉克膜現場的 30 堂修練 / 曹乃文作. 李宜蓁
採訪撰文-- 第一版. -- 臺北市 ： 天下生活, 2020.06

352 面 ; 14.8 x 21.0 公分. -- (健康人生 ; 192)

ISBN 978-986-98989-4-2(平裝)

1.外科技術 2.重症醫學 3.重症護理

416.3   109008110

訂購康健雜誌出版圖書的四種方法

◎天下網路書店線上訂購：www.cwbook.com.tw
會員獨享：
1. 購書優惠價
2. 便利購書、宅配到府服務
3. 定期新書資訊、天下雜誌網路群活動通知

◎請至本公司直營書店「書香花園」選購
地址：台北市建國北路二段 6 巷 11 號
電話：（02）2506-1635
服務時間：週一至週五 08:30 ~ 21:00

◎請至各書店選購
全省各大連鎖書店及數百家書店選購

◎函購
請以郵政劃撥、匯票、即期支票或現金袋，到郵局函購
康健雜誌劃撥帳戶：19239621 天下生活出版股份有限公司
＊優惠辦法：天下雜誌 GROUP 訂戶函購 8 折，一般讀者函購 9 折
＊讀者服務專線：（02）2662-0332（週一至週五 09:00 ~ 17:30）

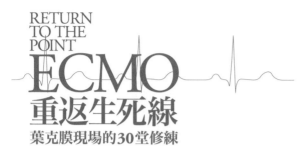

RETURN
TO THE
POINT
ECMO
重返生死線
葉克膜現場的30堂修練

作者	曹乃文	發行人	殷允芃
採訪撰文	李宜蓁	總經理	梁曉華
編輯顧問	黃威融	總編輯	林芝安
責任編輯	王慧雲	出版者	天下生活出版股份有限公司
執行編輯	林惠婷	地址	台北市 104 南京東路二段 139 號 11 樓
		讀者服務	(02)2662-0332
設計	王廉瑛	傳真	(02)2662-6048
攝影	王弼正	劃撥帳號	19239621 天下生活出版股份有限公司
	陳德信	法律顧問	台英國際商務法律事務所・羅明通律師
		總經銷	大和圖書有限公司 (02)8990-2588
		出版日期	2020 年 6 月第一版第一次印行
		定價	480 元

ISBN 978-986-98989-4-2(平裝)

書號：BHHH0192P

天下網路書店 www.cwbook.com.tw

康健雜誌官網 www.commonhealth.com.tw

康健出版臉書 www.facebook.com/chbooks.tw

健康人生 192

本書如有缺頁、破損、裝訂錯誤，請寄回本公司調換

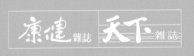